中国医学临床百家

李洪梅 / 著

糖尿病并发症

李洪梅 2022 观点

U0193840

科学技术文献出版社
SCIENTIFIC AND TECHNICAL DOCUMENTATION PRESS
·北京·

图书在版编目（CIP）数据

糖尿病并发症李洪梅2022观点/李洪梅著. —北京：科学技术文献出版社，2022.6

ISBN 978-7-5189-9207-2

Ⅰ.①糖… Ⅱ.①李… Ⅲ.①糖尿病—并发症—防治 Ⅳ.①R587.2

中国版本图书馆CIP数据核字（2022）第088867号

糖尿病并发症李洪梅2022观点

策划编辑：蔡 霞　　责任编辑：蔡 霞　　责任校对：张吲哚　　责任出版：张志平

出　版　者	科学技术文献出版社
地　　　址	北京市复兴路15号　邮编　100038
编　务　部	（010）58882938，58882087（传真）
发　行　部	（010）58882868，58882870（传真）
邮　购　部	（010）58882873
官　方　网　址	www.stdp.com.cn
发　行　者	科学技术文献出版社发行　全国各地新华书店经销
印　刷　者	北京虎彩文化传播有限公司
版　　　次	2022年6月第1版　2022年6月第1次印刷
开　　　本	710×1000　1/16
字　　　数	62千
印　　　张	7.25
书　　　号	ISBN 978-7-5189-9207-2
定　　　价	88.00元

《中国医学临床百家》 总序

Preface

韩启德

欧洲文艺复兴后，以维萨利发表《人体构造》为标志，现代医学不断发展，特别是从 19 世纪末开始，随着科学技术成果大量应用于医学，现代医学发展日新月异，发生了根本性的变化。

在过去的一个世纪里，我国现代化进程加快，现代医学也急起直追。但由于启程晚，经济社会发展落后，在相当长的时期里，我国的现代医学远远落后于发达国家。记得 20 世纪 50 年代，我虽然生活在上海这个最发达的城市里，但是母亲做子宫切除术还要到全市最高级的医院才能完成；我患猩红热继发严重风湿性心包炎，只在最严重昏迷时用过一点青霉素。20 世纪 60—70 年代，我从上海第一医学院毕业后到陕西农村基层工作，在很多时候还只能靠"一根针，一把草"治病。但是改革开放仅仅 30 多年，我国现代医学的发展水平已经接近发达国家。可以说，世界上所有先进的诊疗方法，中国的医生都能做，有的还做得更好。更为可喜的是，近年来我国医学界开始取得越来越多的原创性成果，在某些点上已经处于世界领先地位。中国医生已经不再盲从发达国家的疾病诊疗指南，而能根据我们自己的经验和发现，根据我国自己的实际情况制定临床标准和规范。我们越来越有自己的东西了。

要把我们"自己的东西"扩展开来，要获得越来越多"自己的东西"，就必须加强学术交流。我们一直非常重视与国外的学术交流，第一时间掌握国外学术动向，越来越多地参与国际学术会议，有了"自己的东西"也总是要在国外著名刊物去发表。但与此同时，我们更需要重视国内的学术交流，第一时间把自己的创新成果和可贵的经验传播给国内同行，不仅为加强学术互动，促进学术发展，更为学术成果的推广和应用，推动我国医学事业发展。

我国医学发展很不平衡，经济发达地区与落后地区之间差别巨大，先进医疗技术往往只有在大城市、大医院才能开展。在这种情况下，更需要采取有效方式，把现代医学的最新进展以及我国自己的研究成果和先进经验广泛传播开去。

基于以上考虑，科学技术文献出版社精心策划出版《中国医学临床百家》丛书。每本书涵盖一种或一类疾病，由该疾病领域领军专家撰写，重点介绍学术发展历史和最新研究进展，并提供具体临床实践指导。临床疾病上千种，丛书拟以每年百种以上规模持续出版，高时效性地整体展示我国临床研究和实践的最高水平，不能不说是一个重大和艰难的任务。

我浏览了丛书中已经完稿的几本书，感觉都写得很好，既全面阐述了有关疾病的基本知识及其来龙去脉，又介绍了疾病的最新进展，包括笔者本人及其团队的创新性观点和临床经验，学风严谨，内容深入浅出。相信每一本都保持这样质量的书定会受到医学界的欢迎，成为我国又一项成功的优秀出版工程。

《中国医学临床百家》丛书出版工程的启动，是我国现代医学百年进步的标志，也必将对我国临床医学发展起到积极的推动作用。衷心希望《中国医学临床百家》丛书的出版取得圆满成功！

　　是为序。

2016 年作于北京

作者简介
Author introduction

李洪梅

医学硕士，应急总医院内分泌科主任兼大内科主任，主任医师，硕士研究生导师，兼任中华医学会糖尿病学分会营养学组委员，中华医学会北京内分泌分会委员，北京医师学会内分泌专科分会理事，北京内分泌代谢病学会副会长，北京内分泌代谢病学会慢病管理专业委员会主任委员，老年医学会内分泌代谢病分会常务委员，保健医学研究会老年骨质疏松分会委员，北京糖尿病防治协会副会长，北京市朝阳区医疗事故鉴定专家组成员，北京市朝阳区朝阳代谢病协会副会长。

曾获应急管理部、国家安全生产监督管理总局授予的"优秀共产党员、全国五好家庭"称号，多次获得应急总医院"先进个人、优秀共产党员"称号，担任内科党总支书记，带领内科广大党员坚定不移地按照党指引的路线前进，领导的内科党支部多次被评为先进党支部，2016年被评为国家安全生产监督管理总局先进基层党支部。

从事内科临床工作30年，擅长内科疾病及内分泌科疾病的诊断及治疗，尤其擅长糖尿病及其并发症的诊断及治疗，具有丰富的临床经验，临床工作认真负责，急患者之所急，想患者之所想，全心全意为患者服务，受到广大患者及家属的好评。

　　参加并主持多项国家级、部级科研立项，荣获部级科研立项三等奖3项，在国内学术核心期刊发表学术论文数十篇，被SCI收录文章数篇。曾多次参加国内外各种学术会议，多次到社区进行医师培训。担任《中华糖尿病》《医药导报》《中国药师》等核心期刊的审稿专家。

前 言

Foreword

近年来，随着社会的发展，人们生活水平不断提高，物质极大丰富，人们的生活得到最大限度的满足，使得代谢性疾病的发生率不断攀升，特别是2型糖尿病。国际糖尿病联盟（International Diabetes Federation，IDF）最新数据显示2021年全球有5.37亿糖尿病患者。

在高收入国家，2型糖尿病占85%～95%；在中等收入及低收入国家占的比例可能更高。预计到2035年，糖尿病患者人数将增长55%，达6亿。糖尿病已成为严重威胁全球居民健康的、主要的、慢性非传染性疾病之一，因糖尿病而死亡的人数日益增加。有研究资料显示，目前在中国糖尿病患者中，成人2型糖尿病患病率已经达到12.8%，居世界第1位，达到1.298亿人，糖尿病最大的危害——并发症的发生率也呈直线上升趋势，特别是慢性并发症（如心、脑、肾等病变）严重威胁人们的健康，影响人民的生活质量，给家庭和社会造成严重的负担。

因此，糖尿病的及时诊断和治疗，以及并发症的预防对提高患者的生活质量有重要的意义。

为积极配合中华人民共和国国家卫生健康委员会"慢病下社区"的理念，糖尿病作为四大慢病之一，提倡到社区诊治。为提高社区广大医务工作者的诊疗水平，给患者提供更好的服务，特将糖尿病急慢性并发症的诊治过程详细编写出来。本书分糖尿病的急性并发症和慢性并发症两个部分，分别叙述其诊治方法，同时把糖尿病，主要是 2 型糖尿病并发症的主要应急状态的处理方法（如急需外科手术、急性肺炎等）也一一阐述，以供广大社区医务工作者学习、参考。

近几年，由于学术方面的不断发展，知识更新加快，如2020 版的中华医学会糖尿病学分会指南把"糖化血红蛋白"列入 2 型糖尿病的诊断标准、一些大型循证医学证据对一些药物的推荐指南也有所更新等，为了给广大基层医生提供最新的学术前沿观点，故加以更新。

本书的编写是利用休息时间完成，由于工作繁忙，知识水平有限，希望能为社区医务工作者提供很好的诊疗方案，不足之处敬请谅解。

李洪梅

目 录
Contents

第二部分　糖尿病慢性并发症

第一部分

糖尿病急性并发症

糖尿病急性并发症的概述

　　糖尿病是一组由遗传、环境、免疫等因素引起的，胰岛素分泌缺陷和（或）其生物学作用障碍导致的，以高血糖为特征的代谢性疾病。目前我国糖尿病的特点：①以 2 型糖尿病（diabetes mellitus type 2，T2DM）为主，1 型糖尿病（diabetes mellitus type 1，T1DM）和其他类型糖尿病少见，患病率男性高于女性。②各民族的糖尿病患病率存在较大差异。③我国经济发达地区的糖尿病患病率高于中等发达地区和不发达地区，城市高于农村。④未诊断的糖尿病比例较高。⑤肥胖和超重人群糖尿病患病率显著增加。糖尿病并发症分急性并发症和慢性并发症，急性并发症容易误诊和漏诊，患者的死亡率高；而慢性并发症严重影响患者的生活质量，给社区及家庭带来沉重的经济负担。

　　糖尿病急性并发症是指糖尿病急性代谢紊乱，包括糖尿病酮症酸中毒、高血糖高渗状态、乳酸性酸中毒和低血糖昏迷，其共同的特征是糖代谢紊乱。上述疾病均起病急剧，病情严重，且常与其他疾病同时存在，症状重叠使病情更为复杂，如不及时识别，极易造成误诊或漏诊而贻误治疗，病死率极高。

糖尿病急性糖代谢紊乱所引起的昏迷包括：①糖尿病酮症酸中毒昏迷；②高渗性非酮症糖尿病昏迷；③乳酸性酸中毒昏迷；④在糖尿病降糖治疗过程中出现的低血糖昏迷。

为了加深大家对糖尿病急性并发症诊断及治疗的认识，现分别叙述如下。

糖尿病酮症酸中毒

糖尿病酮症酸中毒（diabetic ketoacidosis，DKA）是由于体内胰岛素不足和升糖激素不适当升高而引起的糖、脂肪和蛋白质代谢严重紊乱的临床综合征，临床以高血糖、高血酮和代谢性酸中毒为主要表现。1型糖尿病有发生DKA的倾向；2型糖尿病亦可发生DKA，常见的诱因有急性感染、胰岛素不适当减量或突然中断治疗、饮食不当、胃肠疾病、脑卒中、心肌梗死、创伤、手术、妊娠、分娩、精神刺激等（图1）。

1. 糖尿病酮症酸中毒发病大多存在应激因素

1型糖尿病患者发生DKA多是由于中断胰岛素或胰岛素用量不足。2型糖尿病患者大多因存在应激因素，如感染、创伤、药物等。采用胰岛素治疗的1型糖尿病患者在应激状况下也可发生DKA。其常见诱因如下。

图1 诱发糖尿病酮症酸中毒的原因

（1）感染

呼吸道感染最为常见，如肺炎、肺结核等；泌尿系统感染，如急性肾盂肾炎、膀胱炎等；此外，还有阑尾炎、腹膜炎、盆腔炎等。

（2）创伤及相关疾病

急性心肌梗死、心力衰竭、脑血管意外、外伤、手术、麻醉及严重的精神刺激。

（3）妊娠

尤其在妊娠后半阶段，由于胰岛素的需求显著增加，可能诱发酮症，甚至酮症酸中毒。

（4）其他

某些药物，如糖皮质激素的应用；某些疾病，如库欣综合征、肢端肥大症、胰升糖素瘤等。

国内外学者普遍认为，DKA 的发病机制是由多激素异常导致的代谢紊乱所引起。

（1）激素异常

近年来，国内外学者普遍认为 DKA 的发生原因是多激素异常破坏了激素分泌的动态平衡导致脂肪代谢紊乱，进而产生以高血糖、高血酮、代谢性酸中毒等为特征的 DKA。其机制主要为胰岛素绝对或相对分泌不足；胰高血糖素分泌过多；其他反调节激素，如肾上腺素、生长激素和皮质醇水平升高。

（2）代谢紊乱

在生理状态下，人体内的糖、脂肪、血酮、电解质、水等物质的代谢处于内分泌系统的精确调控之下，保持着动态平衡。胰岛素作为一种储能激素，在代谢中起着促进合成和抑制分解的作用。当胰岛素分泌绝对或相对不足时，拮抗胰岛素的激素绝对或相对增多而促进了体内的代谢分解，抑制了合成代谢，进而引起葡萄糖代谢紊乱，脂肪和蛋白质的分解加速、合成受抑，而脂肪分解过多会导致酮体生成增多，最终导致 DKA。

2. 糖尿病酮症酸中毒的病理生理过程

（1）高酮血症

酮体的形成过程：胰岛素缺乏 → 血糖及脂肪分解上升 → 血、尿酮体（β-羟丁酸、乙酰乙酸和丙酮）上升（图2）。

图2 酮体产生的机制

高酮血症的危害：①使血 pH 下降；②肾脏排出时结合大量碱，从而加重酸中毒；③大量酮体从肾脏和肺排出时带走大量水分，使细胞脱水；④乙酰乙酸抑制脑功能，加重中枢神经系统缺氧。

β-羟丁酸、乙酰乙酸及蛋白质分解产生的有机酸增加，循环衰竭、肾脏排出酸性代谢产物减少导致酸中毒。酸中毒可使胰岛素敏感性降低；使组织分解增加，K^+ 从细胞内逸出；可抑制组织氧利用和能量代谢。严重酸中毒可使微循环功能恶化，降低心肌收缩力，导致低体温和低血压。当血 pH 降至 7.2 以下时，呼吸中枢受到刺激而引起呼吸加深加快；pH 低至 7.0~7.1 时，可抑制呼吸中枢和中枢神经功能，诱发心律失常。

（2）高血糖

高血糖的形成原因：①胰岛素缺乏及作用降低；②抗胰岛素激素增加。

高血糖的危害：①渗透性利尿（DKA 时，血糖以 $1\,000 \sim 2\,000$ mg/min 的速度经肾小球滤出，而肾小管吸收速度为 $300 \sim 500$ mg/min）；②血钠下降：由于渗透性利尿而导致钠的丢失（血糖每上升 5.6 mmol/L，血钠降低 2.7 mmol/L）；③血浆渗透压上升：血糖每上升 5.6 mmol/L，血浆渗透压上升 5.5 mOsm/L。

严重高血糖、高血酮和各种酸性代谢产物可引起渗透性利尿，大量酮体从肺排出又带走大量水分，厌食、恶心、呕吐使水分摄入量减少，从而引起细胞外失水；血浆渗透压增加，水从细胞内向细胞外转移而引起细胞内失水。

（3）严重脱水

严重脱水的形成原因：①血糖和酮体升高造成渗透性利尿；②酮症时厌食、恶心、呕吐，导致细胞外液丢失。

严重脱水的危害：①血容量减少，血压下降或休克；②肾脏灌注量减少，引起少尿或尿闭，严重者可发生肾功能不全；③细胞外液的丢失使细胞内液外渗，致细胞脱水，进而使细胞内液丢失，脑细胞脱水而使脑功能受到抑制。

（4）电解质紊乱

低钠血症和低钾血症的形成原因：①渗透性利尿使肾脏丢失过多的 Na^+ 和 K^+；②厌食、恶心、呕吐使 Na^+ 和 K^+ 的摄入减少；③酸中毒使 K^+ 从细胞内释出至细胞外，在肾小管中与 H^+ 竞争排出，导致 K^+ 丢失更为严重。

电解质紊乱的危害：①低钠血症可致血压下降、休克和脑水肿；②低钾血症可致心律失常甚至心搏骤停、厌食、呼吸麻痹和难以纠正的低血压。

渗透性利尿使 Na^+、K^+、Cl^-、PO_4^{3-} 等大量丢失，厌食、恶心、呕吐使电解质摄入减少，引起电解质代谢紊乱。胰岛素作用不足，物质分解增加、合成减少，K^+ 从细胞内逸出，导致细胞内失钾。由于血液浓缩、肾功能减退，K^+ 滞留及 K^+ 从细胞内转移到细胞外，因此，血钾浓度可正常或增高，掩盖体内严重缺钾的情况，但在治疗过程中通过补充血容量（稀释作用），使尿量增加，K^+ 排出增加，以及纠正酸中毒及应用胰岛素使钾转入细胞内，可发生严重的低血钾，进而诱发心律失常，甚至心搏骤停。

（5）酸中毒

酸中毒的形成原因：①酮体生成增多；②血容量不足、血压下降或休克导致肾功能下降，酸性代谢产物排泄障碍及生成增加。

酸中毒的危害：①血钾升高，掩盖 DKA 时体内的真性缺钾；②心肌抑制；③组织缺氧，2,3-双磷酸甘油酸降低，血氧解离曲线左移；④对中枢神经系统的抑制；⑤消化道出血。

（6）周围循环衰竭和肾功能障碍

严重失水、血容量减少和微循环障碍未能及时纠正，可导致低血容量性休克。肾灌注量减少可引起少尿或无尿，严重者可发生急性肾衰竭。

（7）中枢神经系统功能障碍

在严重脱水（尤其是脑细胞内脱水）、循环障碍、渗透压升高、酸中毒和脑细胞缺氧等多种因素的综合作用下，引起中枢神经功能障碍，出现不同程度的意识障碍、嗜睡、反应迟钝，甚至昏迷，后期可发生脑水肿。

红细胞向组织供氧的能力与血红蛋白和氧的亲和力有关，可通过血氧解离曲线来反映。DKA 时，糖化血红蛋白（glycosylated hemoglobin，HbA1c）增加及 2,3-双磷酸甘油酸（2,3-BPG）减少，使血红蛋白与氧的亲和力增高，血氧解离曲线左移。酸中毒时，血氧解离曲线右移，释放氧增加（即 Bohr 效应）。

此外，治疗不当，如纠正酸中毒时给予碳酸氢钠不当，血糖下降过快或输液过多过快，渗透压不平衡，失去这一代偿作用，而 HbA1c 仍高，2,3-BPG 仍低，可使组织缺氧进一步加重而引起脏器功能紊乱，尤以脑缺氧加重、脑水肿最为严重，这一过程可导致脑脊液酸中毒而加重脑水肿，并加重中枢神经功能障碍。

3. 糖尿病酮症酸中毒的临床表现和实验室检查

（1）临床表现

DKA 可分为轻度、中度和重度。仅有酮症而无酸中毒者称为糖尿病酮症；轻、中度是指除酮症外，还有轻、中度的酸中毒表现；重度是指酸中毒伴意识障碍（DKA 昏迷），或虽无意识障碍，但血清 HCO_3^- 低于 10 mmol/L。

主要表现为多尿、烦渴多饮和乏力症状加重，失代偿阶段可出现食欲减退、恶心、呕吐，常伴头痛、烦躁、嗜睡等症状，呼吸深且快，呼气中有烂苹果味（丙酮气味）；病情进一步发展，出现严重失水现象，尿量减少、皮肤黏膜干燥、眼球下陷，脉快而弱，血压下降、四肢厥冷；到晚期，各种反射迟钝甚至消失，终至昏迷。

（2）实验室检查

①血糖、尿糖过高：一般为 16.7～33.3 mmol/L，超过 33.3 mmol/L 时多伴有高血糖高渗综合征或有肾功能障碍。血钾水平在治疗前高低不定，血尿素氮和肌酐轻、中度升高，一般为肾前性。

②酮体：血酮体 > 3 mmol/L。尿酮体阳性。丙酮无肾阈，若酮体产生过多而肾功能无障碍时，尿酮虽然为阳性，但血酮并不高，临床上无酮血症。换言之，糖尿病酮症酸中毒时，肾功能多数都降低。

③血浆二氧化碳结合力（carbon dioxide combining power, CO_2CP）降低 30 容积或 90% 以下，血浆 pH < 7.35。

④血气分析：标准碳酸氢盐、缓冲碱低于正常，碱剩余负值增大，阴离子隙 > 16 mmol/L。

4. 糖尿病酮症酸中毒的诊断和鉴别诊断

（1）诊断

①诊断要点：糖尿病病史，用药情况，消化道症状及意识障碍；有诱因。

②查体：脱水、脉搏快、呼吸快、血压下降、呼吸有酮味、

嗜睡、浅深昏迷。

③实验室检查：A. 尿糖阳性、尿酮阳性；B. 血糖升高；C. CO_2CP 下降，血浆 pH 降低，K^+、Na^+ 正常或下降，血尿素氮（blood urine nitrogen，BUN）升高；D. 白细胞（white blood cell，WBC）上升（感染或脱水时）。

早期诊断是决定治疗成败的关键，临床上对原因不明的恶心、呕吐、酸中毒、失水、休克、昏迷的患者，尤其是呼吸有烂苹果味、血压低而尿量多者，如尿糖和酮体阳性伴血糖增高，血浆 pH 和（或）CO_2CP 降低，无论有无糖尿病病史，均应想到此症。DKA 诊断标准见图 3。

图 3 DKA 诊断标准

（2）鉴别诊断

①其他类型的糖尿病昏迷，如低血糖昏迷、高血糖高渗状态、乳酸性酸中毒。

②其他疾病所致昏迷，如脑膜炎、尿毒症、脑血管意外等。部分患者以 DKA 作为糖尿病的首发表现，某些病例以其他疾病或诱发因素为主诉，有些患者 DKA 与尿毒症或脑卒中共存等使病情更为复杂，应注意辨别。

5. 特殊类型的糖尿病酮症酸中毒

（1）正常血糖性 DKA

主要见于饮水多或肾小球滤过率（glomerular filtration rate，GFR）增高，促进肾排泄葡萄糖（glucose，GUL）导致肾小球硬化（glomerulosclerosis，GS）时；生酮应激过程中不适当地应用胰岛素降低血糖者；妊娠时 GFR 增加，使肾糖阈降低，肾脏排出大量 GUL，形成血糖低于 14 mmol/L 的 DKA。

（2）非酮血症性 DKA

酮体有 β-羟丁酸、乙酰乙酸和丙酮 3 种成分。硝普盐反应可检测后两者，但不能检测 β-羟丁酸。正常时，β-羟丁酸与乙酰乙酸之比为（4~5）∶1。组织低氧时，β-羟丁酸生成增加，两者之比升至 20∶1 以上，使硝普盐反应能检测到的乙酰乙酸的含量大为减少，酮体呈阴性或弱阳性，可能混淆 DKA 的诊断。

非酮血症性 DKA 见于脓毒血症、低血压、休克等组织低氧的情况。诊断线索是阴离子隙。由于组织低氧期间也可导致乳酸堆积而产生乳酸性酸中毒，因此，当糖尿病患者表现为阴离子隙性酸中毒而硝普盐反应呈弱阳性或轻微阳性时，应同时检测血乳酸以明确是否伴有乳酸性酸中毒。非酮血症性 DKA 患者在胰岛素治疗期间，由于代谢和供氧的改善，组织生成的 β-羟丁酸明显减少，而乙酰乙酸和丙酮可能增多，故可使血、尿酮体测定转为明显阳性，给人以胰岛素治疗无效的假象。

（3）碱血症性 DKA

碱血症性 DKA 是原发性代谢性碱中毒合并阴离子隙显著升高的原发性代谢性酸中毒，可发生于伴有严重呕吐、使用利尿剂、摄入碱类物质过多和库欣综合征等情况。

诊断酸中毒的主要依据为血 HCO_3^- 或血 pH。DKA 降低 HCO_3^- 以缓解酮酸，升高阴离子隙。呕吐时的水盐丢失可造成低氯，进一步升高阴离子隙，使实际血 pH 高于从 $PaCO_2$ 计算的血 pH。HCO_3^- 这种阴离子隙升高和血 pH 较计算值高为混合性代谢性酸中毒和代谢性碱中毒的重要特征。

（4）DKA-高渗性昏迷

既有 DKA 且有明显高渗性昏迷的中间状态，称为 DKA-高渗性昏迷。两者具有相同的诱因，水摄入不足是诱发高渗状态的重要因素，血渗透压升高的主要原因是严重的高血糖，一方面导致体液的渗透性转移；另一方面严重的渗透性利尿可导致大量游离水和电解质从体内丢失，进一步加重了高渗状态，形成恶性循环。突出表现有缺水症状如口渴、静脉充盈欠佳、眼球凹陷、低血压；深大呼吸（提示血 pH < 7.20）；至少 30% 的患者有腹痛；50% ~ 80% 的患者有恶心、呕吐；单纯性 DKA 一般不存在的表现如反应

迟钝、木僵、抽搐等。

诊断主要依靠实验室检查，除具备 DKA 的标准外，还应符合：①明显高血糖，超过 40 mmol/L（700 mg/dL），常为 44.4 mmol/L（800 mg/dL）以上；②血浆渗透压明显升高，昏迷者血浆渗透压 > 350 mOsm/L。

6. 糖尿病酮症酸中毒的并发症

（1）脑水肿

脑水肿的发生与脑缺氧，血糖下降过快，补碱过早、过多、过快等因素有关。

（2）成人呼吸窘迫综合征

发病急，多无特异性胸部指征，患者出现呼吸困难、呼吸急促、中央性发绀。治疗方式可选择间歇性正压通气，需要注意的是治疗期间应避免液体过量。

（3）血栓形成性疾病

糖尿病酮症酸中毒的患者由于脱水、血液黏度升高、高凝状态等问题而易形成血栓。

（4）横纹肌溶解

在发生酮症酸中毒时，往往出现血浆肌球蛋白及肌酸激酶浓度的升高，表明患者存在横纹肌溶解。此情况易引起患者发生肾功能不全，常见于 DKA、高渗状态、巨细胞病毒感染、胰腺炎等。其临床特征为：血 CPK 升高，存在高肌球蛋白血症或高肌凝蛋白血症；多伴有急性肾衰竭；部分患者伴有 DIC 或肺水肿。

7. 糖尿病酮症酸中毒的治疗

（1）治疗原则

糖尿病酮症酸中毒的治疗效果在很大程度上取决于治疗开始的前 6～12 小时，尤其是前 3 小时，因此，强调早期诊断和早期治疗。治疗原则是正确补液，纠正脱水，补充血容量；小剂量胰岛素治疗，逆转酮症和酸中毒，有效地降低血糖；合理补钾；消除诱因，防治并发症。对单有酮症者，需补充液体和使用胰岛素治疗，持续到酮体消失。

（2）具体治疗方案

1）补液

糖尿病酮症酸中毒患者常有重度脱水，可达体重的 10% 以上。补液是抢救酮症酸中毒首要的、极其关键的措施，其目的是迅速恢复血容量，防止心、脑、肾出现低灌注状态，有助于降低血糖和清除酮体，只有当有效组织灌注改善恢复后，胰岛素的生物效应才能充分发挥。补液速度应先快后慢，并根据血压、心率、每小时尿量及周围循环状况决定输液量和输液速度。

补液量：一般约为体重的 10% ，即成人每天 6～8 L。

补液种类：通常用生理盐水，当血糖降至 13.9 mmol/L（250 mg/dL）时，改为 5% 糖盐水或 5% 葡萄糖溶液。有低血压或休克时，可同时应用血浆或全血。若同时合并高渗状态，患者又无低血压和休克，可适量应用 0.6% 低渗液；输 1 500 mL 生理盐水后宜改为 5% 葡萄糖溶液，若血糖高应加大胰岛素用量。

补液速度：一般先快后慢，前 6 小时尤其重要。如无心力衰竭第 1 小时输液 500 ~ 1 000 mL，第 2 ~ 3 小时输液 1 000 mL，第 4 ~ 6 小时输液 1 000 mL，以后每 6 ~ 8 小时输液 1 000 mL。第一个 24 小时输液总量 4 000 ~ 5 000 mL，严重失水者可达 6 000 ~ 8 000 mL。如治疗前已有低血压或休克，快速输液仍不能有效地升高血压，则应输入胶体溶液并采取其他的抗休克措施。

输液过程中应密切监护患者的血压、心率、每小时尿量、末梢循环等。有心力衰竭或肾衰竭的患者及老年患者应在监护中心静脉压的条件下调节输液速度和输液量。既需脱水又需补液的脑梗死或脑水肿患者应重点照顾。输液过程中还应密切监测血糖，当血糖降至 13.9 mmol/L（250 mg/dL）时改输注 5% 葡萄糖溶液或 5% 糖盐水。若补液量很大，也可通过胃肠道补充液体。

2）胰岛素治疗

胰岛素治疗目的：消除酮体；纠正酸中毒；有效地降低血糖。

剂量：目前采用小剂量 $[0.1 \ U/(kg \cdot h)]$ 速效胰岛素治疗。小剂量胰岛素可使血胰岛素浓度稳定在 100 ~ 200 mU/L。此浓度可最大限度地抑制脂肪分解和酮体生成，并具有较强的降血糖效应，且对血钾影响较小。有效的胰岛素治疗可使血糖每小时下降 3.9 ~ 6.1 mmol/L（70 ~ 110 mg/dL），4 小时内血糖浓度可下降 50% 以上，6 小时可下降 14 mmol/L（250 mg/dL）。如开始治疗后

2 小时血糖无肯定下降或血糖下降缓慢（＜基础值的 1/3），提示患者对胰岛素敏感性较低，胰岛素量应加倍。

给药方法：糖尿病时脱水、低血压或休克，循环较差，需静脉应用胰岛素。皮下注射胰岛素吸收不良，不能迅速发挥作用，且皮下注射胰岛素血浆半衰期长达 4 小时，反复注射可造成胰岛素积聚，待循环改善后致迟发性的低血糖，有时甚为严重或顽固。因此，胰岛素皮下注射仅应用于一般的酮症。肌内注射胰岛素血浆半衰期为 2 小时，介于皮下注射和静脉滴注之间，使用方便，适用于人力物力受限制的场合及轻症患者。

目前广泛采用小剂量持续静脉滴注法。静脉滴注胰岛素血浆半衰期约为 7 分钟，作用迅速短暂，浓度恒定，因此血糖控制平稳，作用迅速可靠，用量容易调整，并发症少。一般按 0.1 U/（kg·h）或 4~6 U/h 的速度用微量输液泵或胰岛素泵给药，或另开辟输液途径加在生理盐水中静脉滴注，以保证所给胰岛素剂量的稳定。

疗程：DKA 时，胰岛素治疗应持续用至酮症消失而不是血糖下降。血糖下降过快可补充糖分，但酮体转阴后要及时且大幅度减少胰岛素用量，减至 2~3 U/h，使血糖降至 13.9 mmol/L（250 mg/dL）并维持。血糖相对稳定在此水平的好处是：防止发生低血糖；防止发生脑水肿或降低其发生概率；防止发生低血压（尤其是对于单纯高血糖而血钠低者）。

当血糖下降至≤13.9 mmol/L 时，为防止低血糖可改用 5% 糖盐水或 5% 葡萄糖溶液，胰岛素与糖的比例为 1∶（2~4），待酮症消失后，可停止静脉滴注，但糖尿病酮症酸中毒纠正后数天内，仍应常规予皮下注射胰岛素治疗。需特别强调的是，胰岛素治疗期间，应频繁监测血糖（1~2 h）、电解质（2~4 h）、酮体（4~6 h），根据监测结果及时调整胰岛素用量以消灭酮体，防止低血糖和低血钾。

3）补钾

原则：预防性补钾至少应 >3.5 mmol/L。

补钾的时机：治疗前血钾降低/正常：输液与胰岛素治疗时，即补钾（肾功能正常，有尿者）；治疗前血钾高/尿少：暂缓补钾，待尿量恢复。

补钾量：开始 2~4 小时：每小时 1~1.5 g 氯化钾，静脉滴注；病情稳定，能进食时：每天 3~6 g，口服。维持 1 周以上。

糖尿病酮症酸中毒时，体内失钾严重，总钾量平均减少 3~5 mmol 每千克体重，要在 4~6 天内补足。由于失水量大于失钾量，故治疗前的血钾水平不能真实反映体内缺钾程度。糖尿病酮症酸中毒经输液和胰岛素治疗期间，胰岛素可以使血钾重新进入肌细胞内；血糖水平下降使水分移向细胞内，同时带入 K^+；细胞内糖原与 K^+ 一起储存；酸中毒后，K^+ 与细胞内的 H^+ 进行交换，因此，糖尿病酮症酸中毒治疗后 4~6 小时，血钾常明显下降，有时可达严重程度，应予以高度重视。

如治疗前血钾水平已低于正常，尿量≥40 mL/h，开始治疗时即应补钾，前 8 小时静脉输液速度为 500~1 000 mL/h，相应补钾量不超过 30 mmol/L。如治疗前血钾正常，在开始胰岛素及补液治疗后，尿量 >40 mL/h，血钾低于 5.2 mmol/L，要在输液和胰岛素治疗的同时开始补钾；若尿量 <30 mL/h，宜暂缓补钾，待尿量增加后再补。如治疗前血钾水平高于正常，暂不应补钾。严重低钾血症可危及生命，应立即补钾，当血钾升至 3.5 mmol/L 时，再开始胰岛素治疗，以免发生心律失常、心搏骤停和呼吸肌麻痹。治疗过程中，应定时监测血钾水平。输液停止后，继续口服钾盐，纠正细胞内缺钾。

4）纠正酸中毒

轻症：不必补碱。

补碱指征：血 pH ≤ 7.0 或 HCO_3^- < 5.3 mmol/L，血 K^+ > 6.5 mmol/L，对输液无反应的低血压高氯性酸中毒。

补碱量：首次 5% 碳酸氢钠 100 ~ 200 mL，稀释成 1.25%，以后根据血 pH、HCO_3^- 决定用量。血 pH > 7.1，停止补碱。

对于糖尿病酮症酸中毒的治疗，补碱并非必要。补碱既不能使高血糖迅速降低，也不能抑制酮体的产生，消除酮症，且补充 $NaHCO_3$ 过多过快后又可产生许多不利影响，如：①CO_2 透过血-脑屏障的弥散能力快于 HCO_3^-，快速补碱后，血 pH 升高，而脑脊液尚为酸性，容易引起脑细胞酸中毒而加重昏迷。②回升的血 pH 使氧解离曲线左移，不利于氧在组织中的释放，有诱发或加重脑水肿的危害。③加重高渗使钠超负荷。④增加低血钾的发生概率和反跳性碱中毒的发生概率。

在糖尿病酮症酸中毒患者中，通过补液和胰岛素治疗，可抑制酮体的产生，酸中毒自然被纠正。因此，不主张常规补碱，补碱要慎重，如无明显酸中毒深大呼吸，可暂不予补碱，但严重的酸中毒可使外周血管扩张和心肌收缩力降低，导致低血压或休克并降低胰岛素的敏感性，当血 pH 低于 7.1 时，有抑制呼吸中枢和中枢神经功能、诱发心律失常的危险，应给予相应的治疗。

明确的补碱指征有：①血 pH < 7.1（相当于 CO_2CP 为 4.5 ~ 6.7 mmol/L）伴明显酸中毒症状者；②严重高钾血症（K^+ > 6.5 mmol/L）；③对输液无反应的低血压；④严重的左心室代偿功能不全性心力衰竭；⑤治疗后期发生严重的高氯性酸中毒；⑥酮体消失后而酸中毒未纠正且血压低者，应在扩容的同时补碱，纠正酸中毒，改善血管对儿茶酚胺的反应。补碱时可将 5% 的 $NaHCO_3$ 溶液 100 mL 用注射用水稀释成等渗（1.4%）溶液于 30 ~ 45 分钟内静脉滴注。根据血 pH 及 HCO_3^- 决定以后的用量，当血 pH 恢复到 7.1 以上时，停止补碱。在补碱过程中，要防止出现低血钾。

5）去除诱因和防治并发症

严重感染：是糖尿病酮症酸中毒的最常见诱因，也可继发于本症。应给予有效的抗生素，积极控制感染。

休克：如治疗前已有休克，经积极补液扩容，酸中毒得到纠正而血压仍低者应予以血管活性药物，同时应详细检查分析有无合并感染或急性心肌梗死，并给予相应的处理。

心力衰竭和心律失常：本症输液量较大，且开始输液速度较快，年老或原有心脏病的患者，易发生心力衰竭或心律失常，应特别注意。有条件者应监护中心静脉压（central venous pressure，CVP），根据血压、心率、CVP和尿量，调整输液速度和输液量。血钾异常可引起严重的心律失常，应密切监护血钾和心电图，及时治疗。

脑水肿：降低静脉输液速度，避免输注低渗液体，有可能需要减少胰岛素输注剂量，静脉输注甘露醇以增加细胞外液渗透压。甘露醇剂量建议从 0.2 g/kg 开始，最大剂量为 1 g/kg。类固醇激素建议每 6 小时静脉输注 4 mg。

肾衰竭：是本症主要死亡原因之一。与原来有无肾脏病变、失水和休克程度、有无延误治疗等密切相关。强调早期预防，一旦发现，及时处理。

6）预防

保持良好的血糖控制、预防和及时治疗感染及其他诱因、加强糖尿病教育、促进糖尿病患者和家属对 DKA 的认识是预防 DKA 的主要措施，有利于本病的早期诊断和治疗。

8. 糖尿病酮症酸中毒发生腹痛的原因

国内报道与高血糖、脱水、酸中毒、电解质紊乱等多种因素有关。

国外报道：①与代谢性酸中毒有关，与高血糖、脱水无关；②H$^+$增高，刺激胃肠黏膜神经末梢或破坏胃肠黏膜引起炎症而导致疼痛；③酸中毒引起电解质紊乱，低钾、低钠、低氯导致胃肠平滑肌痉挛、胃扩张，甚至麻痹性肠梗阻；④合并胃肠自主神经功能紊乱，胃肠动力失调，胃排空延迟；⑤应激刺激 Oddi 括约肌收缩，胆囊及胆管内压力增高，出现腹痛（图4，图5）。

图4　以腹痛为首要表现症状和体征复杂的 DKA 特点

图5　以腹痛为首要表现诱因多样的 DKA 特点

9. 如何降低以腹痛为首要表现的糖尿病酮症酸中毒误诊率

以腹痛为首要表现的 DKA 误诊百分比高达 41.2%，降低以腹痛为首要表现的 DKA 误诊率非常重要（图6，图7）。

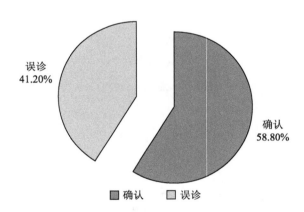

图 6　误诊为各疾病的百分比

图 7　以腹痛为首要表现的 DKA 误诊占比

（1）详询病史

详细询问糖尿病病史、用药情况及酸中毒诱发因素。

（2）了解 DKA 腹痛的特点

DKA 引起的腹痛症状表现重于体征，腹痛剧烈，压痛轻微或不明显，疼痛前伴有口干、多饮、多尿、乏力。一般急腹症先出现腹痛，压痛、反跳痛明显，后出现恶心、呕吐、发热。

（3）注意鉴别

DKA 易合并急性胰腺炎，血淀粉酶为可靠的检测指标。当血淀粉酶超过正常值的 3 倍，腹部 CT 检查发现胰腺增大或坏死者，可诊为急性胰腺炎。

（4）完善检查

注重血糖、尿常规和电解质生化检查，完善 B 超、腹膜透析、CT 等辅助检查。

（5）及时会诊

一旦发现使用解痉止痛药物效果差的患者，应及时请外科医生会诊。排除急腹症后，考虑 DKA。

10. 病例分享——以腹痛为首要表现的糖尿病酮症酸中毒

（1）病例介绍

患者，男，52 岁。因"剧烈腹痛 1 小时"入院。

【现病史】患者 1 小时前大量饮酒后突然出现急性剧烈腹痛，呈持续性绞痛，以左中上腹为著，屈曲位时略减轻，伴极度口渴、发热、心悸、烦躁不安、四肢厥冷、大汗淋漓。无特殊病史。

【查体】体温 37.5 ℃，脉搏 124 次/分，呼吸 32 次/分。消瘦，皮肤黏膜干燥，弹性差，无黄染，眼球凹陷，心音低钝，律齐。左中上腹压痛，无肌紧张及反跳痛。

【实验室检查】急查血白细胞 $23.2 \times 10^9/L$，血淀粉酶 554 U/L，

尿淀粉酶 582 U/L。

【诊断】腹痛原因待查：急性胰腺炎？

【治疗】肌内注射山莨菪碱 10 mg，盐酸布桂嗪 100 mg，腹痛略缓解。给予复方氯化钠 500 mL 加山莨菪碱 15 mg 静脉滴注；10% 葡萄糖注射液 500 mL + 能量合剂 2 支 + 25% 硫酸镁 10 mL + 维生素 B_6 200 mg 静脉滴注，腹痛仍未明显改善。

【辅助检查】空腹血糖 24.2 mmol/L，尿 pH 5.0，尿糖（++++），蛋白（+），酮体（+++），粗颗粒管型（++++）。血气分析：血 pH 7.25，CO_2CP 14 mmol/L。

【最终诊断】糖尿病酮症酸中毒。

【治疗】停用葡萄糖液，改用胰岛素治疗，同时给予补液、纠正电解质及酸碱平衡失调、控制感染，1 小时后患者腹痛明显减轻，口渴症状有所缓解，脉搏有力，查血糖 23.3 mmol/L。次日复查：尿蛋白（-），酮体（++）；空腹血糖 18.0 mmol/L，血白细胞 14.6×10^9/L。病情变化：继续原治疗，调整胰岛素用量，入院第 5 天尿酮体转阴，血糖逐步下降，血气分析逐步恢复正常，腹痛消失，病情缓解出院，嘱继续口服降糖药物治疗。

（2）体会与总结

本例患者为饮酒后发病，有急性剧烈腹痛、发热、口干、口渴等症状，查血白细胞及血、尿淀粉酶均升高，似急性胰腺炎，但有严重的脱水和糖代谢紊乱。血气分析提示酸中毒。

临床上应与急性胰腺炎鉴别，急性胰腺炎也可出现糖代谢异常，约 50% 的患者出现暂时性高血糖，30% 的患者有尿糖，2.1% 的患者出现轻度的永久性尿糖，偶可发生 DKA。

【重要提示】2020 版 CDS 指南与 2017 版 CDS 指南在"糖尿病酮症酸中毒"方面有更新的是：①推荐在第 1 个 24 小时内补充预先估计的液体丢失量（A）；②在严重酸中毒（pH≤6.9）时需适度补充碳酸氢钠液（B）。

糖尿病高血糖高渗综合征

11. 糖尿病高血糖高渗综合征的概述

糖尿病高血糖高渗综合征(hyperglycemic hyperosmolar syndrome, HHS)是糖尿病的严重急性并发症之一,临床以严重高血糖而无明显酮症酸中毒、血浆渗透压显著升高、失水和意识障碍为特征。HHS 的发生率低于 DKA,多见于老年 2 型糖尿病患者,HHS 的预后不良,病死率为 DKA 的 10 倍以上。抢救失败的主要原因是高龄、严重感染、重度心力衰竭、肾衰竭、急性心肌梗死和脑梗死等。HHS 意识障碍与血浆渗透压增高明显相关［有效血浆渗透压 $=2(Na^+ + K^+) + $ 糖(mmol/L)］。

HHS 是糖尿病的严重急性并发症之一。以前称"非酮性高渗性糖尿病昏迷"或简称"糖尿病高渗性昏迷",《中国 2 型糖尿病防治指南(2013 年版)》将其称为 HHS。简单说,HHS 就是糖尿病急性代谢紊乱的另一种类型。临床上以严重的高血糖、高钠血症、血浆渗透压升高、脱水而无明显酮症酸中毒为特征，是由于在应激情况下，体内胰岛素相对不足，而胰岛素反调节激素增加及肝糖释放导致严重的高血糖，又因高血糖而进一步引起血浆高渗性脱水和进行性意识障碍。多见于中老年患者，有或未知有糖尿病病史者，病死率较高。

HHS 的发生率低于 DKA，在下列因素存在时易发病：严重的应激状态，如急性感染、急性心肌梗死、脑血管意外、急性胰腺炎、尿毒症、烧伤、颅脑手术等；噻嗪类药物、甘露醇、山梨醇、高渗糖和含钠液及腹膜透析等可能加重高渗状态；糖皮质激素、β受体阻滞剂、苯妥英钠、二氮嗪、西咪替丁等可能导致胰岛素抵抗而诱发 HHS。

12. 糖尿病高血糖高渗综合征的病理生理

（1）严重高血糖

严重高血糖发生机制为胰岛素绝对或相对不足和胰岛素拮抗激素分泌增加。患者可因原有的糖尿病加重或应用利尿药、内源性儿茶酚胺含量增加而导致胰岛素分泌进一步减少，使体内胰岛素不足；也可因感染、创伤、手术等应激而致胰岛素拮抗激素，如糖皮质激素、儿茶酚胺、胰高血糖素等分泌增加，拮抗或抑制了胰岛素的作用，使周围组织对葡萄糖的利用减少，肝糖原分解增加，糖异生作用增强；或重度脱水，肾脏调节水电解质平衡功能降低，血糖排出受到限制，而导致血糖极度升高。

（2）高血钠

高血糖致渗透性利尿，水的丢失较电解质为多，使血钠升高；血容量减少及应激时肾上腺皮质激素分泌增加、继发性醛固酮增多加重高血钠。

（3）血浆渗透压升高

严重高血糖和高血钠可引起血浆渗透压升高；高血糖致渗透性利尿，使水分大量丢失，严重脱水加重高渗状态。

（4）重度脱水

高渗性利尿使水从肾脏大量丢失；细胞外液的高渗状态使细胞内的水分进入细胞外液，引起细胞内的脱水和损害；由于重度脱水，口渴中枢功能发生障碍，主动饮水维持水平衡的能力降低，从而加重脱水。

（5）中枢神经功能障碍

严重脱水、低血容量或休克、脑供血不足、脑细胞脱水和损害，导致中枢神经功能障碍。

（6）肾功能损害

严重脱水使肾脏血流量减少，肾脏调节水电解质平衡的功能降低而致肾损害。高渗性患者为何有严重高血糖而缺乏酮症或仅有轻度酮症尚无满意的解释。

目前推测可能的机制为：HHS 多属于 2 型糖尿病，HHS 患者体内尚有一定量的内生胰岛素，虽不能满足某些诱因引起的糖代谢负荷的需要，但足以抑制脂肪的分解，从而抑制酮体的生成；

近年来研究证明，高血糖和血浆渗透压升高本身也可抑制酮体生成；HHS 患者血浆生长激素水平比糖尿病酮症酸中毒者低，缺乏生长激素动员脂肪分解也可能与无酮症有关。

13. 糖尿病高血糖高渗综合征的诱发因素

（1）各种急性应激和感染

脑外伤、烧伤、颅脑手术等应激；感染主要以上呼吸道和泌尿道感染最常见。

（2）摄水不足

老年人口渴中枢敏感性下降，幼儿不能主动摄入水分。

（3）失水过多和脱水

严重的呕吐、腹泻，大面积烧伤，透析治疗等。

（4）高糖摄入和输入

摄入大量含糖饮料、高糖食物，诊断不明时或漏诊时静脉输入大量葡萄糖液。

（5）药物

大量使用糖皮质激素和利尿剂、腹膜透析及输入过多的葡萄糖液，以及使用 β 受体阻滞剂、苯妥英钠、二氮嗪、西咪替丁等可能导致胰岛素抵抗而诱发。

（6）其他

急性心肌梗死、脑血管病、急性胰腺炎、急慢性肾衰竭、尿毒症等。

14. 糖尿病高血糖高渗综合征的临床表现、体格检查及辅助检查

（1）临床表现

①起病缓慢渐进：HHS 多见于老年人，约 2/3 的患者于发病前无糖尿病病史或仅有轻度症状。起病时早期有口渴、多饮、多尿、乏力，但多食不明显，或反而食欲减退，以致常被忽视，逐步出现明显的烦渴、多尿、脱水症状。具体表现如下（图 8）。

图 8　HHS 的症状

②高渗脱水症状：烦渴，唇舌干裂，皮肤干燥，弹性差，眼球下陷，尿少，尿闭。血容量不足出现心跳加速、血压低，甚至休克、无尿。

③神经精神症状：随着病程进展而逐渐出现神经精神症状，如嗜睡、幻觉、定向障碍、偏盲、癫痫样抽搐等，甚至陷于昏迷。可有上肢粗大震颤、局限性癫痫发作、一过性偏瘫、膝反射亢进或消失，锥体束征可呈阳性反应。约 5% 的首诊患者是因为全身

抽搐、失语或偏瘫而就诊。

（2）体格检查

显著脱水（失水量占体重的 12%～15%），呼吸不深无酮味，血压下降或正常（严重脱水而血压不低是由于高血糖使细胞内水分移至细胞外），休克而无冷汗，低血压或休克而尿量不少甚至增多（渗透性利尿所致），全身抽搐而无脑电图改变，抗癫痫治疗无效，苯妥英钠加重糖尿病（因为抑制胰岛素分泌）。

（3）辅助检查

血糖显著升高，可达 33.3 mmol/L（600 mg/dL）以上，一般为 33.3～66.6 mmol/L（600～1 200 mg/dL），尿糖强阳性，尿酮阴性或弱阳性。

电解质：血钠升高，可达 155 mmol/L 以上。有时血钠不高，甚至偏低（与血糖升高有关，血糖每上升 5.56 mmol/L，血钠下降 2.7 mmol/L）。

血钾：正常或降低。

血酮体：正常或轻度升高，尿酮阴性或弱阳性。

血浆渗透压：显著增高达 330～460 mOsm/L，一般在 350 mOsm/L 以上。血浆渗透压 $= 2(Na^+ + K^+) + $ 血糖（mmol/L）$+ BUN$（mmol/L），血浆有效渗透压不包括 BUN，主要是因为尿素可以自由弥散进出细胞膜。血糖每上升 5.56 mmol/L，血浆渗透压上升 5.5 mOsm/L。

血 pH 或 CO_2CP：正常或偏低，有酸中毒者明显降低。

BUN、肌酐（creatinine，Cr）：因脱水、休克可增高，BUN

中度升高，可达 28 ～ 36 mmol/L，Cr 也高。BUN 升高大多为肾前性（失水、循环衰竭），但也可为肾性。

白细胞计数：因感染或脱水等可增高，血细胞比容增高。

心电图：可有电解质紊乱（尤其是低钾血症）及心肌缺血或心律失常的改变。

15. 糖尿病高血糖高渗综合征的诊断

中老年患者，无论有无糖尿病病史，如发生原因不明的进行性意识障碍与明显脱水表现，而不能用其他疾病解释的，均应考虑本病，应及时检查血糖、尿糖、酮体及血电解质。如已确诊为糖尿病的患者，特别是中老年 2 型糖尿病患者，如未经饮食控制和正规治疗，具有上述诱因，并于近期内有多饮、多尿症状突然加重，精神萎靡、嗜睡等表现，除考虑酮症酸中毒外，也应警惕本病的发生。

HHS 的实验室诊断参考标准是：①血糖≥33.3 mmol/L；②有效血浆渗透压≥320 mOsm/L；③血清 HCO_3^-≥15 mmol/L 或动脉血 pH≥7.30；④尿糖呈强阳性，而尿酮呈阴性或弱阳性。

16. 糖尿病高血糖高渗综合征的治疗和预后

（1）治疗原则

治疗原则包括补液、应用胰岛素、补钾、纠正酸中毒及其他治疗。

（2）具体治疗方案

1）积极进行救治

开放静脉，急查血糖、电解质、血气分析、血尿常规、尿酮、心电图及胸片和脑 CT 等。

2）补液

补液应先快后慢，快的前提是无心脏疾病。补液首选生理盐水；血钠高于 150 mmol/L，血压正常者可选择半渗液。补液途径：静脉滴注、口服、胃管。

输液量按体重的 12% 估算：如无心、肾功能障碍，最初 1~2 小时内可快速补充生理盐水 1 000~2 000 mL，2~4 小时继以 500~1 000 mL 静脉滴注，至血压回升，尿量增加。但老年人、心肾功能不全者，需予以中心静脉压监测，以防输液过快导致心力衰竭和肺水肿，不能耐受者可用胃管补液。当血糖降至 13.9 mmol/L（250 mg/dL）、血浆渗透压降至 320 mOsm/L 以下时，改用 5% 葡萄糖液。

3）胰岛素治疗

原则为小剂量胰岛素治疗：普通胰岛素 5 U（4~12 U）/h；严重者首剂 20 U，血糖降至 13.9 mmol/L，改为 5% 葡萄糖，胰岛素 2~3 U/h。

方法同糖尿病酮症酸中毒的治疗，用小剂量胰岛素持续静脉滴注按 0.10~0.15 U/（kg·h），血糖降至 13.9 mmol/L，改用 5%

葡萄糖或 5% 葡萄糖盐水。血糖宜保持在 11.1 mmol/L，以防渗透压下降过快引起脑水肿。

4）补钾

原则与糖尿病酮症酸中毒相同。无血钾增高，尿量充足，开始即补。静脉点滴：1 000 mL 生理盐水中加入 3 g 钾；口服：氯化钾 4～6 g/d，10% 枸橼酸钾溶液 40～60 mL。

5）其他

一般不需补碱，血糖不宜下降过快，以每小时下降 5.6 mmol/L（100 mg/dL）为宜。病情稳定后，胰岛素可改为皮下注射。

其他治疗：①去除诱因：感染者应用抗生素。②纠正休克：经补液后休克仍未纠正，可输血浆。③因血浆渗透压上升，血液黏稠度增高，应防止动静脉血栓及弥散性血管内凝血（disseminated intravascular coagulation，DIC），予以相应的抗凝治疗。④防止治疗过程中并发脑水肿。

（3）预后

HHS 的预后不良，病死率为 DKA 的 10 倍以上，抢救失败的主要原因是高龄、严重感染、重度心力衰竭、肾衰竭、急性心肌梗死和脑梗死等。

17. 病例分享——糖尿病高血糖高渗综合征

（1）病例介绍

患者，男，68 岁，退休。因"口干、多饮、多尿半月余，神志恍惚 1 天"于 2015 年 11 月 30 日入院。

【现病史】患者近半个月来，无明显诱因出现口干、多饮、多尿，伴易饥、消瘦。无心慌、胸闷、胸痛等不适，无腹痛、腹泻、恶心、呕吐等。在外看中医，按"上火"治疗（具体用药不详）。29 日晚，家人发现患者精神差，神志恍惚，无畏寒、发热，无头痛。次日来我院就诊，门诊查手指血糖"Hi"，以"2 型糖尿病"收入院。

【既往史】无高血压、糖尿病病史，无药物过敏史。

【查体】体温 36.0 ℃，血压 110/75 mmHg，呼吸 20 次/分。精神差，神志恍惚，颈软，唇干燥，全身皮肤弹性差，口角无歪斜，甲状腺无肿大，双肺呼吸音粗，未闻及干湿啰音。心率 88 次/分，律齐，各瓣膜区未闻及器质性杂音。腹软，全腹无明显压痛、反跳痛。肝脾肋下未触及，双下肢无水肿。右足背动脉较左侧减弱，神经系统检测：四肢肌力、肌张力正常，余未见异常，病理反射未引出。

【辅助检查】①门诊查手指血糖：Hi，入院时手指血糖：Hi。②急查血生化：血钾 2.15 mmol/L，钠 154.31 mmol/L，氯 113.86 mmol/L，钙 2.58 mmol/L，血糖 61.26 mmol/L，二氧化碳结合力 28.10 mmol/L，尿素氮 14.96 mmol/L，肌酐 157.90 μmol/L，尿酸 468.10 μmol/L，白蛋白 31.50 g/L，球蛋白 37.40 g/L；血浆渗透压 389.14 mOsm/L。③急查血常规：白细胞 23.00 × 10^9/L，中性粒细胞百分比 92.64%，红细胞 3.54 × 10^9/L，血红蛋白

106.00 g/L，血小板 334.00 × 10⁹/L。④急查尿常规：潜血（＋），尿糖（＋＋＋＋），酮体（－）。⑤急查心电图：窦性心律，ST-T 段异常改变。

【初步诊断】2 型糖尿病；高渗性非酮症糖尿病昏迷；电解质紊乱：低钾血症。

【治疗】①一般治疗：吸氧、心电监护、留置导尿、记录 24 小时出入量。②补液：生理盐水 ＋ 胰岛素 ＋10% 氯化钾静脉滴注，间断使用低渗液（生理盐水 400 mL ＋ 注射用水 100 mL ＋10% 氯化钾）。③控制血糖：重组人胰岛素通过胰岛素泵持续皮下泵入，基础率 1 U/h，临时大剂量 6 U 泵入。④纠正电解质紊乱：10% 氯化钾口服液 10 ～ 20 mL，1 ～ 2 h/次。⑤监测：每 60 分钟检测 1 次手指血糖，每 2 小时复查 1 次血电解质水平。⑥其他治疗：保护胃黏膜（雷尼替丁）、改善微循环（血栓通）等对症支持治疗。

本例患者电解质变化情况和血糖变化情况见表 1 和表 2。

表 1　电解质变化情况

日期	血钾 （mmol/L）				
2015.11.30	12 N	2:30 Pm	5 Pm	7:59 Pm	10:38 Pm
	2.15	2.13	2.61	3.33	4.72
2015.12.01	1:22 Am	10:48 Am	5:50 Pm	7:41 Pm	
	4.70	4.71	4.16	4.00	
2015.12.02	4:52 Am	7:33 Am		7:31 Pm	
	4.20	4.58		3.97	

（续表）

日期	血钠（mmol/L）				
2015.11.30	12 N	2∶30 Pm	5 Pm	7∶59 Pm	10∶38 Pm
	154.31	159.86	164.17	168.09	170.81
2015.12.01	1∶22 Am	10∶48 Am	5∶50 Pm	5∶50 Pm	
	169.46	171.31	168.27	163.07	
2015.12.02	4∶52 Am	7∶33 Am		7∶31 Pm	
	155.64	148.12		146.77	

表2　血糖变化情况

日期	血糖（mmol/L）								胰岛素调整
2015.11.30	10 Am	11 Am	12 N	1 Pm	2 Pm	3 Pm	4 Pm	5 Pm	基础率
	Hi	Hi	Hi	Hi	Hi46.84	Hi	Hi	33.1	1.0 U/h
	6 Pm	7 Pm	8 Pm	9 Pm	10 Pm	11 Pm	12 MN		入院至
	25.5	22.7	20.7	16.2	12.4	11.8	14.0		10 Pm
									共使用
									胰岛素
									64 U
2015.12.1	1 Am	2 Am	3 Am	4 Am	5 Am	6 Am	7 Am	8 Am	
	12.6	9.0	10.2	11.1	11.0	9.9	11.3	8.6	
	10 Am	12 N	2 Pm						
	7.2	8.1	7.6						
2015.12.10	4 Pm	6 Pm	8 Pm	10 Pm	12 MN				
	6.4	8.1	7.0	5.4	5.0				

日期	血糖（mmol/L）										胰岛素调整
2015.12.20	2 Am	4 Am	6 Am	8 Am	10 Am	11 Am	12N	2 Pm	4 Pm	6 Pm	8 Pm	基础率
	4.8	4.3	5.4	4.3	3.8	7.1	10.6	11.3	16.9	18.2	19.0	0.8 U/h

注：11月30日10 Pm起，改用5%葡萄糖500 mL＋短效胰岛素8 U＋10%氯化钾15 mL静脉滴注。停用胰岛素泵，改为诺和锐30三针皮下注射，早20 U、中10 U、晚20 U。随着病情好转，患者血糖逐渐降低，高血糖毒性减弱，胰岛功能部分恢复，胰岛素剂量逐渐减少。出院剂量：诺和锐30早14 U、晚12 U，餐前即刻皮下注射。

【其他辅助检查】TG 1.00 mmol/L，CHOL 3.78 mmol/L，HDL-C 0.81 mmol/L，LDL-C 2.97 mmol/L，HbA1c 11.4%；24 小时尿白蛋白：104.7 mg；24 小时尿总蛋白：387.9 mg。

尿培养：未生长细菌。

肝、胆、脾、双肾超声：胆囊壁毛糙，右肾囊肿。

复查：血清白蛋白 28.30 g/L，球蛋白 29.70 g/L，尿素氮 6.16 mmol/L，肌酐 87.90 μmol/L。血常规：白细胞 8.88×10^9/L，中性粒细胞百分比 77.61%，红细胞 2.52×10^9/L，血红蛋白 75.00 g/L，血小板 110.00×10^9/L。

【出院诊断】①2 型糖尿病；高渗性非酮症糖尿病昏迷；糖尿病肾病Ⅲ期。②电解质紊乱：低钾血症、高钠血症。③低蛋白血症。④中度贫血（营养不良性）。⑤右肾囊肿。

（2）体会与总结

高渗性非酮症糖尿病昏迷患者脱水严重，患者入院时多有血液浓缩，补液时初选生理盐水（相对于血浆仍为低渗），如补液过程中血钠继续升高，可选用低渗液（如给予该患者生理盐水 400 mL + 注射用水 100 mL）。当血糖降至 16.7 mmol/L 以下时，改用 5% 葡萄糖 + 胰岛素按（3～4）g：1 U 静脉滴注。患者神志清醒后，鼓励患者饮水。该患者入院前 24 小时入量 5 394 mL，出量 1 320 mL；第二个 24 小时入量 4 944 mL，出量 2 400 mL。

控制血糖主张小剂量胰岛素持续输注，使血糖每小时下降 3.9～6.1 mmol/L，避免血糖下降过快（此时高血糖是维持有效血容量的必要条件）。

一般认为，此类患者（HHS）体内尚残存部分 β 细胞功能，高糖毒性解除后，胰岛功能部分恢复，胰岛素剂量应根据血糖迅速调整，避免发生严重低血糖。如该患者入院前 24 小时共使用胰岛素 76 U（不包括 5% 葡萄糖 + 胰岛素部分），出院时胰岛素每天 26 U。

密切监测患者的电解质及肾功能变化，注意补钾治疗。当血钾 >5.5 mmol/L 或无尿时，不予补钾。一般补充氯化钾，如该患者第一个 24 小时共补充 10% 氯化钾 214 mL（静脉补充 10% 氯化钾共 74 mL，口服 10% 氯化钾 140 mL）。当血钾升至 3.33 mmol/L 时，共补 10% 氯化钾 154 mL。一般认为重度缺钾（2~2.5 mmol/L，甚至更低），可补氯化钾 40 g，一天补氯化钾不超过 15 g 为宜。补钾应坚持静脉和口服补钾相结合，口服为主，防止高血钾。随着脱水的纠正，肾功能逐渐恢复正常。

在胰岛素泵转换为诺和锐 30 时，根据胰岛素泵基础胰岛素剂量确定晚餐前胰岛素剂量（中效剂量和夜间基础率剂量相当），相对比较安全。如该患者使用预混胰岛素前，胰岛素泵基础率 0.8 U/h，晚 5 时至次日 8 时共泵入基础胰岛素 56 U。改用诺和锐 30 时早 20 U、中 10 U、晚 20 U。晚剂量占 30% 左右是安全的，以后根据血糖逐渐调整胰岛素的用量。

密切观察病情变化，预防并发症：①低血糖；②高血钾（口服补钾相对安全）；③肺水肿，注意补液速度，尤其是老年人，应进行血氧饱和度监测，以便在早期发现肺水肿；④脑水肿；⑤预防静脉血栓形成，防止肺栓塞，适当使用抗凝剂或活血化瘀类药物；⑥其他，如应激性溃疡、感染等。

胰岛素使用注意个体化原则，需要具体情况具体分析，提供给患者最有利且可接受的方案，增加患者依从性，并避免严重低血糖的发生。

【重要提示】2020 版 CDS 指南与 2017 版 CDS 指南在"糖尿病酮症酸中毒"方面有更新的是：删除了当单纯补液后血糖仍大于 16.7 mmol/L 时，开始胰岛素治疗（A）。

糖尿病乳酸性酸中毒

糖尿病乳酸性酸中毒（diabetic lactic acidosis，DLA）是糖尿病患者体内葡萄糖氧化过程受阻滞，葡萄糖酵解增强，产生了大量的乳酸，如果乳酸脱氢酶不足，乳酸不能继续氧化成丙酮酸，使乳酸的合成大于降解和排泄，体内乳酸聚集而引起的一种血乳酸持续增高和血 pH 降低（＜7.35）的异常生化改变所致的糖尿病急性代谢性临床并发症，后果严重，病死率高。

18. 糖尿病乳酸性酸中毒的发病机制与分类

乳酸是葡萄糖无氧酵解的最终产物，由丙酮酸还原而成。葡萄糖在无氧条件下，在胞液中进行酵解，其中间产物丙酮酸在乳酸脱氢酶（lactic acid dehydrogenase，LDH）的作用下，经还原型烟酰胺腺嘌呤二核苷酸（reduced nicotinamide adenine dinucleotide，NADH）加氢转化成乳酸，NADH 则转变为烟酰胺腺嘌呤二核苷酸（nicotinamide adenine dinucleotide，NAD）。乳酸能在 LDH 的作用下，当 NAD 又转化为 NADH 时氧化成为丙酮酸，这是由 LDH 催化的可逆反应。而丙酮酸在有氧条件下可进入线粒体进一步氧化，在丙酮酸羧化酶的催化下，生成乙酰辅酶 A，再经三羧酸循环氧化产能分解为 H_2O 和 CO_2。

另外，丙酮酸还可经丙酮酸羧化支路异生为葡萄糖。当线粒体因为组织缺氧发生功能障碍时，丙酮酸容易积聚在胞质中转变为乳酸，从而引发乳酸性酸中毒（图9）。机体内乳酸的产生部位

图9 糖尿病乳酸性酸中毒的病理生理过程

主要为骨骼肌、脑、红细胞和皮肤；代谢清除的主要部位是肝脏和肾脏。正常情况下，机体代谢过程中产生的乳酸主要在肝脏中氧化利用，或被转变为糖原储存，少量乳酸经肾脏排出。正常肾乳酸阈值为 7.7 mmol/L。

　　乳酸性酸中毒分为先天性和获得性两大类。先天性乳酸性酸中毒一般因遗传性酶的缺陷而造成乳酸、丙酮酸代谢障碍，如缺乏葡萄糖-6-磷酸酶、丙酮酸羧化酶、果糖-1,6 二磷酸酶、丙酮酸脱氢酶，可导致先天性乳酸性酸中毒。大多数乳酸性酸中毒是获得性的。根据 Cohen 等分类修订的结果，获得性乳酸性酸中毒可分为 A 型和 B 型两大类。A 型为继发性乳酸性酸中毒，较 B 型常见得多，其发病机制是组织获得的氧不能满足组织代谢需要，导致无氧酵解增加，产生 A 型乳酸性酸中毒。B 型为自发性乳酸性酸中毒，其发病机制与组织缺氧无关。B 型可进一步分为 3 种亚型，B1 型与糖尿病、脓毒血症、肝肾衰竭等常见病有关；B2 型与药物或毒物有关；B3 型与肌肉剧烈活动、癫痫大发作等其他因素有关。

19. 糖尿病乳酸性酸中毒的诱因

　　糖尿病乳酸性酸中毒常见于老年肾功能障碍者伴有组织缺氧的疾病如肺气肿、肺心病、心力衰竭、休克和接受了双胍类降糖药等药物治疗。主要诱因有以下几点。

（1）糖尿病控制不佳

（2）糖尿病其他急性并发症

感染、DKA、糖尿病非酮症高渗综合征可成为糖尿病乳酸性酸中毒的诱因。

（3）其他重要脏器的疾病

脑血管意外、心肌梗死等，可加重组织器官血液灌注不良，导致低氧血症和乳酸性酸中毒。

（4）大量服用苯乙双胍

双胍类降糖药，尤其是苯乙双胍能增强无氧酵解，抑制肝脏及肌肉对乳酸的摄取，抑制糖异生，故有致乳酸性酸中毒的作用。糖尿病患者如合并心肝肾疾病，还服用大量苯乙双胍，有发生乳酸性酸中毒的可能。

（5）其他

酗酒、一氧化碳中毒及水杨酸、乳糖过量偶可诱发乳酸性酸中毒。

20. 糖尿病乳酸性酸中毒的临床表现

糖尿病乳酸性酸中毒多见于老年糖尿病患者服用双胍类降糖药物后，该病发病急，可见深大呼吸（不伴酮臭味）、神志模糊、嗜睡、木僵、昏迷等症状，可伴恶心、呕吐、腹痛。

由缺氧引起者可有发绀、休克及原发病表现，由药物引起者常有服药史及相应的中毒表现。但本病症状与体征可无特异性，轻症临床表现不明显，可能仅表现为呼吸稍深快，常被原发或诱发疾病的症状掩盖，应注意避免误诊或漏诊。

（1）轻症

可仅有乏力、恶心、食欲降低、头昏、嗜睡、呼吸稍深快等表现。

（2）中至重度

可表现为恶心、呕吐、头痛、头昏、全身酸软、口唇发绀、呼吸深大但无酮味、血压下降、脉弱、心率快、脱水症状、意识障碍、四肢反射减弱、肌张力下降、瞳孔扩大、深度昏迷或出现休克等。

21. 糖尿病乳酸性酸中毒的诊断和鉴别诊断

（1）主要诊断标准

①血乳酸 ≥ 5 mmol/L；②动脉血 pH ≤ 7.35；③阴离子隙 > 18 mmol/L；④HCO_3^- < 10 mmol/L；⑤CO_2CP 降低；⑥丙酮酸增高，乳酸和丙酮酸的比值 $\geq 30:1$；⑦有糖尿病病史或符合糖尿病诊断标准；⑧血酮体一般不升高。

（2）病史及症状

常见于服用大量双胍类降糖药物的糖尿病患者，合并感染、脓毒血症及严重的心、肺、肝、肾等慢性疾病，也易于引起乳酸生成增加和代谢障碍；主要症状为恶心、呕吐、腹泻等。

（3）体格检查

体温低，深大呼吸，皮肤潮红，血压下降，休克，意识障碍。

（4）辅助检查

血乳酸：增高（＞5 mmol/L），有时血乳酸可达 35 mmol/L，＞25 mmol/L 者大多预后不佳。

动脉血 pH：是诊断乳酸性酸中毒是否同时伴酸血症的重要指标。乳酸性酸中毒是否伴有酸血症，取决于患者高乳酸血症的严重程度、机体的缓冲能力和是否存在呼吸性碱中毒等情况，故一般将高乳酸血症也归类于乳酸性酸中毒。乳酸性酸中毒一般血 pH ＜7.35，CO_2CP ＜9.0 mmol/L。

阴离子隙：通过公式（$Na^+ - Cl^- + HCO_3^-$）来计算，其正常值为 8～16 mmol/L。乳酸性酸中毒患者阴离子隙升高，常 ＞18 mmol/L，一般可达 25～45 mmol/L。需注意的是，血乳酸和阴离子隙及动脉血 pH 之间的关系可不完全一致。曾有报道，血乳酸浓度 ＞5 mmol/L 的患者，阴离子隙正常者占 50%，动脉血 pH ＞7.35 者占 25%，所以，动脉血 pH 和阴离子隙不是乳酸性酸中毒的敏感指标。

血丙酮酸：正常人静息状态下血丙酮酸浓度为 0.07～0.14 mmol/L。乳酸与丙酮酸的正常比值为 10∶1，一般 ＜15∶1，处于平衡状态；当发生乳酸性酸中毒时，丙酮酸浓度相应增高，可达 0.2～1.5 mmol/L，乳酸与丙酮酸的比值 ≥30∶1。

血白细胞：乳酸性酸中毒时大多增高。

血酮体：一般不升高，或轻度升高。

（5）鉴别诊断

首先应与其他原因所致的昏迷及酸中毒相鉴别，如糖尿病酮症酸中毒、糖尿病非酮症高渗性昏迷、低血糖等。另外，也应与其他原因造成的乳酸中毒相鉴别（表3）。

表3 糖尿病昏迷的鉴别

糖尿病昏迷	发作	病史	用药史	体征	实验室检查
低血糖	突然	出汗、心慌、性格异常、昏迷	胰岛素、格列本脲等	瞳孔放大、心跳快、出汗、神志模糊、昏迷	血糖 < 2.8 mmol/L（50 mg/dL）、尿糖（−）
酮症酸中毒	1~24 h	多尿、口渴、恶心、呕吐、腹痛	无用药史或停用胰岛素	轻中度脱水、Kusmaul 呼吸	血糖 16.7~33.3 mmol/L，尿糖、尿酮体呈强阳性
非酮症高渗性糖尿病昏迷	1~14 d	老年、失水、40% 可无糖尿病病史	利尿药、激素、透析	严重脱水、血压下降、有病理反射	血糖 > 33.3 mmol/L、尿糖（＋）、尿酮（−）或（±）、血浆有效渗透压 > 320 mOsm/L
乳酸性酸中毒	1~24 h	有心肺肝肾病史	双胍类（苯乙双胍等）	深大呼吸、皮肤潮红、发热、深昏迷	血乳酸 > 5 mmol/L、阴离子间隙 > 18 mmol/L、血 pH < 7.35

22. 糖尿病乳酸性酸中毒的治疗和预后

糖尿病乳酸性酸中毒以预防为主，双胍类降糖药如苯乙双胍，可诱发乳酸性酸中毒。

肝、肾、心功能不全者，药物在其体内的代谢、降解及通过肾脏的排泄能力均降低，可导致双胍类降糖药在其体内蓄积，因而在应用双胍类降糖药前应查明肝、肾、心功能，肝、肾、心功能不全者忌用双胍类降糖药。对于其他能诱发本病的药物，也应尽量避免应用。

休克、缺氧、肝肾衰竭状态下的重危患者，若伴有酸中毒，需警惕发生本病的可能，积极防治，必要时吸氧。补液扩容（用生理盐水，避免使用含乳酸的制剂）可改善组织灌注，纠正休克，利尿排酸。

（1）治疗方案

①补液：除有明显心功能不全和肾功能不全者外，应尽快纠正脱水，以补充生理盐水和葡萄糖溶液为主。

②胰岛素：以 0.1 U/（kg·h）的速度持续静脉滴注，促进三羧酸循环，使乳酸降解。滴注宜时间长，量不能多，以防止低血糖。

③维生素 C：大剂量持续静脉滴注，有利于葡萄糖的氧化。

④碱性液体：疗效可疑，而且可使细胞内液和脑脊液进一步酸化和诱发脑水肿，故除中毒已直接威胁生命者（血 pH < 7.1）外，应慎用碱性液体。

⑤吸氧：提高组织供氧量，促进乳酸氧化。糖尿病患者动脉血氧分压多偏低，吸氧有利于纠正乳酸性酸中毒。

⑥血液透析或血浆置换：适用于危重患者。

⑦其他：治疗诱因、纠正缺氧、停用双胍类降糖药、抗感染等。

（2）预后

由于不能直接消除血内，尤其是脑内的乳酸，故疗效差，病死率较高。

23. 糖尿病乳酸性酸中毒的预防

严格掌握双胍类降糖药的适应证，尤其是苯乙双胍，对伴有肝肾功能不全、慢性缺氧性心肺疾病及一般情况差的患者忌用双胍类降糖药。二甲双胍引起乳酸性酸中毒的发生率大大低于苯乙双胍，因此建议需用双胍类降糖药治疗的患者尽可能选用二甲双胍。使用双胍类降糖药患者在遇到危重急症时，应暂停用药，改用胰岛素治疗。

24. 病例分享——糖尿病乳酸性酸中毒

（1）病例介绍

患者，女，69 岁。因"恶心、呕吐 1 天"于 2016 年 4 月 15 日入院。

【现病史】患者糖尿病病史 20 年，病初口服二甲双胍，近 4 年因血糖控制不佳，加用胰岛素诺和灵 30R 16 U、bid 皮下注射，血糖未监测，入院前 1 个月食欲不振，未诊治。入院前 1 天患者有恶心、呕吐，于 2016 年 4 月 15 日入我院内分泌科。

【既往史】有高血压病史 2 年，口服硝苯地平缓释片（20 mg/d）治疗。无药物过敏史。

【查体】体温 36.5 ℃，脉搏 108 次/分，呼吸 30 次/分，血压 170/90 mmHg；血氧饱和度 90%。轮椅推入病房，神志清楚，呼吸深大，咽无充血，双肺未闻及啰音，心率108次/分，律齐。腹软，无压痛、反跳痛。腱反射弱，病理征未引出。

【辅助检查】急查血气分析（表4）：随机血糖16 mmol/L，血钾4.97 mmol/L，血钠136.4 mmol/L，氯98.4 mmol/L，BUN 12.35 mmol/L，Cr 176.5 μmol/L。尿常规：尿糖（+++），酮体（+），白细胞满视野/HP；血常规：白细胞23×10^9/L，中性粒细胞百分比71.04%，血红蛋白129 g/L。血气分析：血pH 6.949，PCO_2 18.31 mmHg，BE −24.7 mmol/L，HCO_3^- 7.5 mmol/L，血乳酸17 mmol/L，HbA1c 9.0%，BUN 10.23 mmol/L，Cr 99.5 μmol/L。肝功能、血脂正常；血凝六项未见明显异常。心电图：窦性心动过速，ST-T段异常改变；腹部B超：脂肪肝，肝胆胰脾未见异常；胸部CT：左肺肺气肿，双肺间质性改变；头颅MRI：左侧基底节区及左侧侧脑室旁腔隙性脑梗死，双侧侧脑室旁及半卵圆中心脱髓鞘改变，脑血管超声未见异常。

表4 患者血气分析

时间	pH	PCO_2 (mmHg)	BE (mmol/L)	HCO_3^- (mmol/L)	血乳酸 (mmol/L)	BUN (mmol/L)	Cr (μmol/L)	血钾 (mmol/L)	血钠 (mmol/L)	氯 (mmol/L)
2016. 4.15	6.949	18.31	−24.7	7.5	17	10.23	99.5	4.97	136.4	98.4
2016. 4.16	7.44	25.1	−6.3	19.2	4	7.26	97	4.52	134.7	98.9

【诊断】2型糖尿病；糖尿病乳酸性酸中毒；糖尿病酮症；泌尿系感染；高血压病3级；脂肪肝；脑梗死（陈旧性）；肺气肿（左侧）。

【治疗】①一般治疗：吸氧、心电监护、留置导尿、记录24小时出入量、小剂量胰岛素控制血糖、补碱、抗炎、保护胃黏膜、补液、维持电解质酸碱平衡。②最后予床旁血滤及对症治疗。

（2）体会与总结

本例患者符合糖尿病乳酸性酸中毒的诊断标准：临床表现为恶心、呕吐，实验室检查血乳酸 ≥ 5 mmol/L，动脉血气 pH $\leq$ 7.35，阴离子隙 > 18 mmol/L，HCO_3^- < 10 mmol/L，血酮体升高不明显等。

糖尿病乳酸性酸中毒的发病原因有两种：①产生乳酸过多：糖尿病患者因饮食、运动、感染及药物治疗不当，合并心、肺、肝、肾疾病或存在糖代谢障碍造成组织器官缺氧，出现丙酮酸氧化障碍及乳酸代谢障碍，造成乳酸堆积，诱发乳酸性酸中毒。②乳酸清除不足：肝肾功能障碍影响乳酸清除；双胍类降糖药可通过增加无氧酵解，并抑制肝脏和肌肉等组织摄取乳酸，抑制糖原异生，使乳酸生成增多。

本例患者既有感染，又存在缺氧性疾病（肺气肿），同时长期服用二甲双胍。当糖尿病患者在口服双胍类降糖药物期间出现无其他原因的昏迷，具备各种诱发乳酸性酸中毒的因素，并伴重症酸中毒表现，而酮体增高不明显者应考虑乳酸性酸中毒的可能。针对乳酸性酸中毒目前尚缺乏有效的治疗，一旦发生，病死率极高，应积极抢救。常规治疗方案包括病因治疗、吸氧、充分补液、抗感染、维持水电解质平衡、用碳酸氢盐纠正酸中毒、改善重要脏器功能。重症患者需尽早行连续性血液净化，连续性血液净化可较快及平稳地降低患者的血乳酸水平，使血 pH 升高，维持水电解质及酸碱平衡，有效改善预后，拯救患者的生命。

糖尿病低血糖

25. 糖尿病低血糖的诱因

正常成年人空腹血糖浓度 < 2.8 mmol/L，糖尿病患者血糖值 ≤ 3.9 mmol/L 即可诊断为糖尿病低血糖。低血糖症是一组多种病因引起的以静脉血浆葡萄糖（简称血糖）浓度过低，临床上以交感神经兴奋和脑细胞缺氧为主要特点的综合征（图 10）。低血糖的症状通常表现为出汗、饥饿、心慌、颤抖、面色苍白等，严重者还可出现精神不集中、躁动、易怒甚至昏迷等。一般患者发生低血糖时会出现低血糖（Whipple）三联征，即有低血糖症状和体征、血糖浓度低、血糖浓度升高至正常水平时症状消失或显著减轻（图 11，图 12）。

26. 糖尿病低血糖的病因

临床上反复发生空腹低血糖症提示有器质性疾病；餐后引起

图 10　正常的血糖调节过程

图 11　升糖激素和胰岛素共同调节血糖

的反应性低血糖症，多见于功能性疾病。

（1）空腹低血糖症

①内源性胰岛素分泌过多：常见的有胰岛素瘤、自身免疫性低血糖等。

图 12 健康人对低血糖反应的保护性反馈调节阈值

②药物性：如注射胰岛素、磺脲类降糖药、水杨酸及饮酒等。

③重症疾病：如肝衰竭、心力衰竭、肾衰竭、营养不良等。

④胰岛素拮抗激素缺乏：如胰高血糖素、生长激素、皮质醇等缺乏。

⑤胰外肿瘤。

（2）餐后（反应性）低血糖症

①糖类代谢酶的先天性缺乏：如遗传性果糖不耐受症等。

②特发性反应性低血糖症。

③滋养性低血糖症（包括倾倒综合征）。

④功能性低血糖症。

⑤2 型糖尿病早期出现的进餐后期低血糖症。

27. 糖尿病低血糖的临床表现

低血糖呈发作性，时间和频率随病因不同而异，症状千变万化。临床表现可归纳为以下两个方面。

（1）自主（交感）神经过度兴奋的表现

低血糖发作时由于交感神经和肾上腺髓质释放肾上腺素、去甲肾上腺素等，临床表现为出汗、饥饿、心慌、颤抖、面色苍白等。

（2）脑功能障碍的表现

大脑缺乏足量葡萄糖供应时会出现功能失调的一系列表现。初期表现为精神不集中、思维和语言迟钝、头晕、嗜睡、躁动、易怒、行为怪异等精神症状，严重者出现惊厥、昏迷甚至死亡。

28. 糖尿病低血糖的检查、诊断及鉴别诊断

（1）检查

血糖：成年人空腹血糖浓度＜2.8 mmol/L，糖尿病患者血糖值≤3.9 mmol/L。

血浆胰岛素测定：低血糖发作时，如血浆胰岛素和 C 肽水平升高，则提示低血糖为胰岛素分泌过多所致。

48～72 小时饥饿试验：少数未察觉的低血糖或处于非发作期，以及高度怀疑胰岛素瘤的患者应在严密观察下进行。开始前

取血标本测血糖、胰岛素、C肽，之后每6小时测1次。

（2）诊断

根据低血糖典型表现（Whipple三联征）可确定：①有低血糖症状；②发作时血糖低于2.8 mmol/L；③供糖后低血糖症状迅速缓解。少数空腹血糖降低不明显或处于非发作期的患者，应多次检测有无空腹或吸收后低血糖，必要时采用48～72小时饥饿试验。2017年美国糖尿病协会（American Diabetes Association，ADA）更新了低血糖的定义，见表5。

表5　2017年美国ADA低血糖精细3级定义

水平	血糖标准	意义
低血糖警戒值	≤70 mg/dL（≤3.9 mmol/L）	需要速效碳水化合物治疗，并调整降糖治疗剂量
临床显著低血糖	<59 mg/dL（<3.0 mmol/L）	提示存在严重、有临床意义的低血糖
严重低血糖	无具体血糖切点	与严重认知功能损害相关的低血糖，需要他人帮助

（3）鉴别诊断

低血糖有时可误诊为精神病、神经疾病（癫痫、短暂脑缺血发作）或脑血管意外等。

低血糖病因的鉴别：使用磺脲类降糖药、胰岛素用量过多、胰岛素瘤等。

交感神经兴奋表现的鉴别：甲状腺功能亢进症、嗜铬细胞瘤、自主神经功能紊乱、糖尿病自主神经病变、更年期综合征等。

精神－神经－行为异常的鉴别：精神病、脑血管意外、糖尿病酮症酸中毒昏迷、高血糖高渗状态等。

29. 糖尿病低血糖的治疗与预防

（1）治疗

低血糖的治疗包括两方面：一是解除低血糖症状，二是纠正导致低血糖的各种潜在原因。对于轻中度低血糖，口服糖水、含糖饮料或进食糖果、饼干、面包、馒头等即可缓解。对于药物性低血糖，应及时停用相关药物。重者和疑似低血糖昏迷的患者，应及时测定毛细血管血糖，甚至无须血糖结果，及时给予50% 葡萄糖40～60 mL 静脉注射，继以5%～10% 葡萄糖静脉滴注。神志不清者，切忌喂食，以免导致呼吸道窒息。

（2）预防

糖尿病患者，尤其是合并心脑血管疾病的老年患者，应注意预防低血糖的发生。

①制定适宜的个体化血糖控制目标。

②对患者及家属进行糖尿病教育：包括如何识别低血糖、了解患者所用药物的药代动力学和自救方法等。

③充分认识引起低血糖的危险因素：定时定量进餐，如果进餐量减少，应相应减少药物剂量；运动前应增加额外的碳水化合物摄入；酒精能直接导致低血糖，避免酗酒和空腹饮酒。

④调整降糖方案：合理使用胰岛素或胰岛素促泌剂。

⑤定期监测血糖，尤其在血糖波动大及环境、运动等因素改变时要密切监测血糖。

30. 病例分享——老年糖尿病低血糖

（1）4 例老年糖尿病低血糖病例

病例 1：男性，76 岁，有 2 型糖尿病病史 20 余年，平时对血糖非常关注，使用胰岛素联合口服药降糖。近 1 周出现恶心、呕吐、腹泻，能少量喝粥，但降糖药物未减量，次日凌晨即出现低血糖，当时查血糖 1.2 mmol/L。

病例 2：女性，81 岁，因多饮、多尿 1 个月入院，诊断为 2 型糖尿病。治疗上予以胰岛素强化降糖，入院后第 5 天凌晨突然出现心悸、大汗，并伴有胸闷，无胸痛、恶心、呕吐，查血糖 2.7 mmol/L，心电图较入院时可见 Ⅱ、Ⅲ、AVF 导联 ST 段压低，急查心肌梗死三项，未见异常。

病例 3：男性，78 岁，有明确的 2 型糖尿病病史 20 余年，平时饮食、运动及用药均不规律，未定期监测血糖。患者家属发现其突然出现大声唱歌，不能与人正常交流，送至我院急诊，生命体征平稳，查血糖 3.8 mmol/L。

病例 4：女性，75 岁，有 2 型糖尿病病史 10 余年，未予重视，6 年前曾患脑梗死，遗留有左侧肢体力弱。同一年开始使用胰岛素联合口服药降糖。平时对血糖控制严格。患者入院前一天，午餐前感到心悸、出汗，未立即进食，未在意，数分钟后突然出现右侧肢体感觉障碍，2小时后送至我院急诊，查头颅MRI，提示左侧基底节新发梗死，同时查血糖2.1 mmol/L。

以上4例患者均为糖尿病低血糖，治疗相对简单，予口服或静脉滴注高糖溶液，同时监测血糖，血糖恢复后，患者症状即可得到缓解或改善。

病例1中的患者调整降糖方案，并告知患者血糖控制可适当放宽，监测血糖均在10 mmol/L即可；病例2中的患者使用高糖对症治疗后，血糖升高，其心电图ST段较前恢复；病例3中的患者血糖上升后，停止唱歌，能够安静入睡；病例4中的患者神经系统恢复较慢，患者血糖虽然已恢复正常，但经过10天的脱水、改善循环治疗，依然留有右侧肢体的感觉障碍。

（2）体会与总结

糖尿病低血糖属于一种多病因引起的血糖浓度过低，进而造成临床上以交感神经兴奋和脑细胞缺糖为主要特点的综合征。该病症的临床表现多不典型，因此极易发生误诊和漏诊。随着我国老龄化进程的加快，老年糖尿病低血糖的发生率也呈现逐年递增的趋势，该病症的有效控制和预防已经成为临床医学亟待解决的课题。严格的血糖控制可以减少和延缓糖尿病并发症的发生，但也增加了低血糖的风险，一次严重的低血糖造成的影响可能会抵消患者一生血糖控制良好所带来的益处。

根据美国糖尿病学会低血糖工作组建议及《中国糖尿病患者低血糖管理的专家共识》中的建议，低血糖诊断标准为：有低血糖症状，发作时血糖≤3.9 mmol/L；两个标准均认为不管是否空腹，血糖值≤3.9 mmol/L 就属低血糖范畴。2017 年版的 ADA 指南更新了低血糖的定义。

根据国际低血糖研究小组的建议，将低血糖分为低血糖警戒值、具有显著临床意义的低血糖、严重低血糖 3 个级别。低血糖警戒值被定义为血糖≤3.9 mmol/L；具有显著临床意义的低血糖被定义为血糖<3.0 mmol/L；严重低血糖被定义为需要他人帮助的严重认知功能情况。HbA1c 是反映血糖控制水平的主要指标，有研究显示 HbA1c 是低血糖的主要预测指标，提示 HbA1c 每下降1%，发生严重低血糖的风险增加 5.56 倍。

因此，我国制定的《中国 2 型糖尿病防治指南（2021 年版）》和《中国糖尿病患者低血糖管理的专家共识》指出，在设定降糖目标时需做到个体化，对于老年人、有频发低血糖倾向、预期寿命较短及合并心血管疾病的患者，血糖控制标准宜适当放宽，HbA1c 控制在 7%~9% 是可以接受的。

（3）4 个病例的共同特点

患者年龄均>75 岁，每位患者在发病时血糖均明显下降，血糖值<3.9 mmol/L。可以诊断为老年糖尿病低血糖。英国前瞻性糖尿病研究（United Kingdom Prospective Diabetes Study，UKPDS）数据显示，严格的血糖控制会增加低血糖风险，并且严重低血糖可能与患者的病死率增高有关，因而对于老年患者，血糖控制目标

应适当放宽，一般空腹血糖控制在 6.7 ~ 8.3 mmol/L，餐后 2 小时血糖控制在 8.9 ~ 11.1 mmol/L 即可。

急性低血糖发作与交感神经过度兴奋及儿茶酚胺大量释放有关，可以引起心电图 ST 段改变、QT 间期延长及心脏复极延迟，增加心律失常风险。据报道，低血糖可出现多种异位心律，包括室性心动过速及心房颤动。对于原因不明的心律失常，低血糖可能为其原因之一，在病例 2 中可看到低血糖对心脏的影响。

老年糖尿病低血糖由于症状不典型，在诊断时很容易误诊为脑血管疾病，如不及时诊治，容易造成生命危险。如病例 4 中就出现了脑血管疾病，若低血糖发生是暂时的，及时发现，纠正低血糖，脑部损伤的临床症状大都是可逆的。如果长时间处于低血糖状态，体内的生长激素、肾上腺皮质激素、胰高血糖素等都会受到影响，会造成患者脑部不可逆的损伤，进而出现意识及智力水平的改变，严重者可出现精神异常、痴呆等症状，严重影响其生活质量。

老年糖尿病低血糖是可怕的并发症，由于其自身新陈代谢水平和器官功能的衰退，低血糖临床表现各异，可能是隐匿的，不易被发现的，造成的后果可能更可怕。因此，对于低血糖首先应进行预防，积极向患者及家属做好宣教，使患者及家属正确认识低血糖，并做到及时发现和治疗，避免发生严重后果。本文提供了老年人在临床中常见的不同情况的低血糖表现，并进行了相关总结，仅供临床医生参考。

【重要提示】2020 版 CDS 指南关于低血糖的诊断流程见图 13。

图 13　低血糖诊断流程

第二部分

糖尿病慢性并发症

糖尿病视网膜病变

糖尿病视网膜病变（diabetic retinopathy，DR）是糖尿病常见的微血管并发症之一，是慢性进行性糖尿病导致的视网膜微血管渗漏和阻塞引起的一系列眼底病变，如微血管瘤、硬性渗出、棉絮斑、新生血管、玻璃体增殖、黄斑水肿甚至视网膜脱离。DR 以是否有从视网膜发出的异常新生血管作为判断标准，可分为增殖型糖尿病视网膜病变和非增殖型糖尿病视网膜病变。

31. 糖尿病视网膜病变的诊断及分级

目前推荐使用 2002 年国际眼病学会制定的 DR 分级标准，该标准将糖尿病黄斑水肿（diabetic macular edema，DME）纳入到 DR 中进行管理。DR 的国际临床分级标准见表 6。DME 的分级标准见表 7。

表6 DR 的国际临床分级标准

病变类型	散瞳眼底检查所见
无明显视网膜病变	无异常
非增殖型糖尿病视网膜病变	
轻度	仅有微动脉瘤
中度	不仅存在微动脉瘤，还存在轻于重度非增殖型糖尿病视网膜病变的表现
重度	出现以下任何 1 个表现，但尚无增殖型糖尿病视网膜病变。包括：①4 个象限中所有象限均有多于 20 处视网膜内出血；②在 2 个以上象限有静脉串珠样改变；③在 1 个以上象限有显著的视网膜内微血管异常
增殖型糖尿病视网膜病变	出现以下 1 种或多种体征，包括新生血管形成、玻璃体积血或视网膜前出血

表7 DME 的分级标准

病变严重程度	眼底检查所见
无明显糖尿病黄斑水肿	后极部无明显视网膜增厚或硬性渗出
有明显糖尿病黄斑水肿	后极部有明显视网膜增厚或硬性渗出
轻度	后极部存在部分视网膜增厚或硬性渗出，但远离黄斑中心
中度	视网膜增厚或硬性渗出接近黄斑，但未涉及黄斑中心
重度	视网膜增厚或硬性渗出涉及黄斑中心

32. 糖尿病视网膜病变的临床表现

糖尿病视网膜病变是常见的微血管并发症之一，早期临床表现包括微动脉瘤形成和视网膜内出血，在这个阶段，中心视力会出现下降。增殖期可导致视乳头、视网膜和虹膜及滤过角上的新血管增殖，会出现牵引性视网膜脱离和新生血管性青光眼。此时 DR 患者可能出现一些症状，具体依赖于眼部疾患的类型，例如，玻璃体积血导致的帷幕样遮挡、玻璃体积血消退过程中的飞蚊症，以及不能屈光矫正的视力下降、失明等。

33. 糖尿病视网膜病变的检查

该病通过检眼镜检查或眼底彩色照相检查就可以确诊。但如果眼底有出血点，建议做眼底荧光血管造影检查，这样可以更清楚地了解糖尿病视网膜病变的程度。人工智能（artificial intelligence, AI）在 DR 的筛查和分级诊断方面展现出了巨大的潜力。

34. 糖尿病视网膜病变的治疗与预防

（1）健康教育

对糖尿病患者及其家属进行健康教育，能够使其掌握 DR 危险因素相关知识，鼓励患者坚持健康的生活方式，遵循有效的随访计划，进而达到 DR 的早防早治。

（2）DR 的内科治疗

①综合管理即血糖、血压和血脂的良好控制可预防或延缓 DR 的进展。

②非诺贝特可减缓 DR 进展，减少激光治疗需求。

③目前常用的辅助治疗包括：抗氧化、改善微循环类药物，

如羟苯磺酸钙；活血化瘀类中成药，如复方丹参、芪明颗粒和血栓通胶囊等。

④对于 DME，抗血管内皮生长因子注射治疗比单纯激光治疗更具成本效益。

⑤糖皮质激素局部应用可用于威胁视力的 DR 和 DME。

（3）眼科手术治疗

①黄斑水肿。

②当发现视网膜有新生血管，或有大片视网膜血管没有血流供应，这时候为了使新生血管萎缩或阻止新生血管的生长，可进行所谓的全视网膜激光光凝。

35. 糖尿病视网膜病变的随访

无 DR 且血糖控制良好的患者至少每 1~2 年筛查 1 次；轻度 NPDR 患者每年筛查 1 次，中度 NPDR 患者每 3~6 个月筛查 1 次，重度 NPDR 患者每 3 个月筛查 1 次；对于有临床意义的黄斑水肿应每 3 个月进行 1 次复查。如果 DR 进展或威胁视力，需增加监测频率，由眼科医师或有经验的验光师进行散瞳眼底检查。

糖尿病肾脏病变

糖尿病肾病是指由糖尿病导致的慢性肾脏病（chronic kidney disease，CKD），病变可累及全肾（包括肾小球、肾小管、肾间质等）。我国 20% ~ 40% 的糖尿病患者合并糖尿病肾病，现已成为 CKD 和终末期肾病的主要原因。

36. 糖尿病肾脏病变的诊断

有明确的 DM 病史，同时与尿蛋白、肾功能变化存在因果关系，并排除其他原发性、继发性肾小球疾病与系统性疾病，符合以下情况之一者，可诊断糖尿病肾脏病变（diabetic kidney disease，DKD）。

①随机尿白蛋白/肌酐比值（urinary albumin-to-creatinine ratio，UACR）≥30 mg/g 或尿白蛋白排泄率（urinary albumin excretion rate，UAER）≥30 mg/24 h，且在 3 ~ 6 个月内重复检查 UACR 或 UAER，3 次中有 2 次达到或超过临界值；排除感染等其他干扰因

素。这个标准为指南的 B 类推荐。

②估算肾小球滤过率（estimated glomerular filtration rate, eGFR）＜60 mL／（min·1.73 m²）3 个月以上。这个标准为指南的 B 类推荐。

③肾活检符合 DKD 病理改变。这个标准为指南的 A 类推荐。

37. 糖尿病肾脏病变的临床表现及分期

根据 DKD 的病程和病理生理演变过程，Mogensen 曾建议把糖尿病肾病分为以下五期。

（1）肾小球高滤过和肾脏肥大期

这种初期改变与高血糖水平一致，血糖控制后可以得到部分缓解。本期没有病理组织学损伤。

（2）正常白蛋白尿期

eGFR 高出正常水平。肾脏病理表现为 GBM 增厚，系膜区基质增多，运动后 UAER 升高（＞20 μg／min），休息后恢复正常。如果在这一期能良好的控制血糖，患者可以长期稳定处于该期。

（3）早期糖尿病肾病期，又称"持续微量白蛋白尿期"

eGFR 开始下降到正常。肾脏病理出现肾小球结节样病变和小动脉玻璃样变。UAER 持续升高至 20～200 μg／min 从而出现微量白蛋白尿。本期患者血压升高。经 ACEI 或 ARB 类药物治疗，可减少尿白蛋白排出，延缓肾脏病进展。

（4）临床糖尿病肾病期

病理上出现典型的 K-W 结节。出现持续性大量白蛋白尿（UAER > 200 μg/min）或蛋白尿 > 500 mg/d，约 30% 患者可出现肾病综合征，eGFR 持续下降。该期的特点是尿蛋白不随 eGFR 下降而减少。患者一旦进入临床糖尿病肾病期，病情往往呈进行性发展，如不积极加以控制，eGFR 将平均每月下降 1 mL/min。

（5）终末期肾衰竭

eGFR < 10 mL/min。尿蛋白量因肾小球硬化而减少。尿毒症症状明显，需要透析治疗。在这里要注意，T2DM 患者中正常白蛋白尿 DKD（normoalbuminuric diabetic kidney disease，NADKD）的发病率为 10% ~ 50%，我们建议以 NADKD 作为此特殊临床类型 DKD 的名称。其诊断要点包括：①符合 WHO 有关 DM 诊断标准；②6 个月内 3 次肾功能检查，至少 2 次以上 eGFR < 60 mL/(min·1.73 m²)，排除急性肾损伤（acute kidney injury，AKI）及其他原因引起的 eGFR 降低；③6 个月内至少 2 次以上尿检中的 UAER 没有达到 DKD 诊断标准；④肾脏病理检查明确 DKD 诊断。

38. 糖尿病肾脏病变的治疗与预防

目前 DKD 的防治应强调早期筛查、早期诊断、早期治疗的三早原则，同时进行一体化综合管理。对于尚未发生 DKD 的患者应特别注意危险因素的管理，如高血糖、高血压、血脂代谢异常、超重或肥胖等。

（1）一般治疗

营养、生活方式和体重控制仍是重要的一般治疗手段。

1）营养

推荐 DKD 患者每天总能量摄入为 25 ~ 30 kcal/kg，其中碳水化合物供能占 50% ~ 65%，蛋白质供能占 15% ~ 20%。对于尚未进行透析治疗的 DKD 患者推荐蛋白质的摄入量为 0.8 g/(kg·d)；透析患者可适当增加至 1.0 ~ 1.2 g/(kg·d)。DKD 患者每日的钠摄入量应低于 2.3 g（相当于 6.0 g 氯化钠的钠含量）。

2）生活方式

吸烟是 DM 患者尿白蛋白进展和肾功能下降的独立危险因素，DKD 患者应尽量戒烟。运动对于 DKD 患者尤为重要，建议患者根据自身情况进行合理、规律、适度的体育锻炼。2019 年《我国成人慢性肾脏病患者运动康复的专家共识》指出 DKD 患者运动前应进行运动康复评估，DKD 患者应进行每周至少 150 分钟（如每周 5 次，每次 30 分钟）与心肺功能相匹配的运动。

3）体重控制

超重和肥胖可增加 T2DM 患者的心血管疾病和肾脏病发病风险，有效的体重管理是 DKD 治疗的重要辅助手段。目前针对超重或肥胖的 DKD 患者的体重管理措施主要包括生活方式干预、药物治疗及减重手术等。

（2）血糖控制的目标

1）血糖控制的评估指标

①HbA1c 联合血糖自我监测和实时动态血糖监测是临床上评估 DKD 患者血糖控制情况的重要方式。

②HbA1c 已达标，但血糖自我监测和实时动态血糖监测结果显示血糖波动较大或提示低血糖，仍需调整治疗方案。

③TIR（time in range）即 24 小时中由血糖自我监测或实时动态血糖监测记录的血糖在目标范围（3.9～10.0 mmol/L）的时间或占比，可更好地反映血糖波动情况。

2）制定 DKD 患者降糖个体化控制目标（图 14）

图 14　制定 DKD 患者降糖个体化控制目标

3）指南推荐优选具有肾脏获益证据的降糖药物，药物选择流程见图 15。具有肾脏获益证据的降糖药物如 SGLT2i、GLP-1RA 被高度推荐（表 8）。

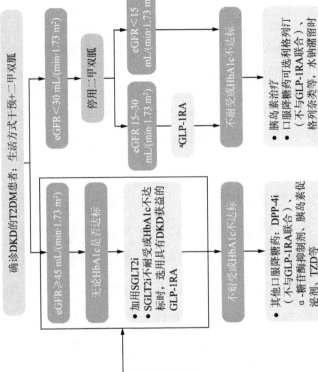

图 15 确诊 DKD 的 T2DM 患者降糖药物选择流程

- T2DM合并DKD的患者在选择降糖药物时,应优先考虑具有肾脏获益证据的药物,同时应充分考虑患者的心肾功能情况,并根据eGFR调整药物剂量
- 指南推荐SGLT2i为DKD患者早期一线联合治疗:确诊DKD的T2DM患者,无论血糖是否达标,若eGFR≥45 mL/(min·1.73 m²),均推荐使用SGLT2i以延缓DKD
- 对于无法使用SGLT2i或使用后血糖仍不达标的T2DM患者,推荐使用具有延缓DKD进展证据的GLP-1RA

- 尽量避免使用低血糖风险较高的药物
- 应考虑其他并发症、体重、经济状况及患者偏好因素

注:DKD为糖尿病肾病;T2DM为2型糖尿病;eGFR为估算肾小球滤过率;HbA1c为糖化红蛋白;SGLT2i为钠-葡萄糖共转运蛋白2抑制剂;GLP-1RA为胰高糖素样肽-1受体激动剂;DPP-4i为二肽基肽酶Ⅳ抑制剂;TZD为噻唑烷二酮;ᵃ具有肾脏获益证据的GLP-1RA如利拉鲁肽、司美格鲁肽、度拉糖肽。

表 8　DKD 患者降糖药物的肾脏获益证据

药物	研究	肾脏获益证据
SGLT2i	DAPA-CKD	达格列净显著降低肾脏复合终点风险 39%
	DECLARE-TIMI 58	达格列净可使肾脏复合终点风险下降 47%
	CREDENCE	卡格列净组的肾脏复合终点风险下降 30%
GLP-1RA	LEADER	利拉鲁肽能显著降低肾脏复合终点风险 22%
	SUSTAIN 6	司美格鲁肽显著降低肾脏复合终点风险 36%
	REWIND	度拉糖肽治疗能使肾脏复合终点显著降低 15%
	SUSTAIN 6	度拉糖肽能维持 eGFR 无显著下降

（3）DKD 患者的血压控制

对糖尿病伴高血压的患者，血管紧张素转换酶抑制剂或血管紧张素 Ⅱ 受体阻滞剂类降压药可延缓尿白蛋白进展并减少心血管事件，延缓 ESRD 发生。对不伴高血压、UACR 和 eGFR 正常的糖尿病患者，目前没有证据显示血管紧张素转换酶抑制剂或血管紧张素 Ⅱ 受体阻滞剂类可预防 DKD，因此不推荐将血管紧张素转换酶抑制剂或血管紧张素 Ⅱ 受体阻滞剂类药物作为 DKD 的一级预防。

（4）DKD 患者的调脂治疗及其他

①推荐将低密度脂蛋白胆固醇作为 DKD 患者血脂控制的主要目标，首选他汀类药物治疗。

②DKD 患者的 LDL-C 目标值见图 16。

（5）DKD 监测与多学科协作诊疗

DKD 监测与多学科协作诊疗见图 17。

DKD 多学科诊治和管理流程与方案见图 18。

调脂治疗	可能延缓尿白蛋白进展的其他治疗措施	中医中药	避免肾损伤的药物
• 推荐将LDL-C作为血脂控制的主要目标，非HDL-C为次要目标 • 高危患者(无ASCVD病史)的LDL-C及HDL-C水平均应＜2.6 mmol/L；极高危患者(有明确ASCVD病史)的LDL-C水平应＜1.8 mmol/L，非HDL-C应＜2.2 mmol/L	• 前列腺素E₁或前列环素衍生物(如贝前列腺钠等)可减少DKD患者的尿白蛋白 • 在RAAS系统阻断剂的基础上加用己酮可可碱可减少eGFR的下降、减少尿白蛋白排泄	• DKD归属于中医"水肿""虚劳""关格"等范畴 • 在我国常用中药复方治疗DKD，以分期及辨证分型诊治为主	• 某些抗生素(氨基糖苷类、青霉素类、头孢菌素类、两性霉素B、抗结核类、磺胺类药物等) • 非甾体类抗炎药 • 抗肿瘤药物 • 对比剂 • 某些中草药(马兜铃酸、木通等)

注：LDL-C：低密度脂蛋白胆固醇；HDL-C：高密度脂蛋白胆固醇。

图16　DKD 患者的 LDL-C 目标值

监测	多学科协作诊疗
• 对于已确诊DKD的患者，应根据eGFR及尿白蛋白水平确定对血肌酐、eGFR、UACR、血电解质等的监测频率，以评估疾病进展、指导治疗方案并做调整等	• 对于DKD的诊疗常需要内分泌代谢科与肾内科、心血管科、神经内科、营养科、病理科等多个科室协作，并开展系统的DKD患者自我管理及健康教育

图17　DKD 监测与多学科协作诊疗

　　总之，DKD 的防治应强调早期筛查、早期诊断、早期治疗，一体化综合管理；T2DM 患者在确诊时就应进行 UACR 检测和 eGFR 评估，以早期发现 DKD，以后每年应至少筛查 1 次。推荐 DKD 患者优选具有肾脏获益证据的降糖药物，无论血糖是否达标，一旦 eGFR≥45 mL/(min·1.73 m²)，均推荐使用肾脏获益证

图 18　DKD 多学科诊治和管理流程与方案

据明确的 SGLT2i 类药物，对于已确诊 DKD 的患者一定要联合多学科诊治及管理，多学科协作诊疗模式可有助于控制病情、减少花费和延缓透析时间。

糖尿病神经病变

糖尿病神经病变是糖尿病常见的慢性并发症之一。T2DM 患者神经病变的发生发展与糖尿病病程、血糖控制状况、肥胖、胰岛素抵抗和慢性低度炎症等因素相关，病程 10 年以上者易出现明显的神经病变临床表现。糖尿病神经病变以远端对称性多发性神经病变（distal symmetric polyneuropathy，DSPN）最具代表性。

39. 糖尿病神经病变的诊断标准

（1）糖尿病周围神经病变（diabetic peripheral neuropathy，DPN）的诊断标准

①明确的糖尿病病史或至少有糖代谢异常的证据。

②在诊断糖尿病时或之后出现神经病变。

③临床症状和体征与 DPN 的表现相符。

④以下 5 项检查中如果有 2 项或 2 项以上异常则诊断为糖尿病周围神经病变：A. 温度觉异常；B. 尼龙丝检查，足部感觉减

退或消失；C. 振动觉异常；D. 踝反射消失；E. 神经传导速度有2 项或 2 项以上减慢。

⑤排除其他病变，如颈腰椎病变（神经根压迫、椎管狭窄、颈腰椎退行性变）、脑梗死、格林 - 巴利综合征、严重动静脉血管病变（静脉栓塞、淋巴管炎）等，还需排除药物（尤其是化疗药物引起的神经毒性作用及肾功能不全引起的代谢毒物）对神经的损伤。

（2）糖尿病自主神经病变(diabetic autonomic neuropathy，DAN)的诊断标准

①糖尿病心脏自主神经病变：尚无统一诊断标准，检查项目包括心率变异性、Valsalva 试验（最长 R-R 间期与最短之比）、握拳试验（持续握拳 3 分钟测血压）、体位性血压变化测定、24 小时动态血压监测、频谱分析等。

②其他 DAN：尚无统一诊断标准，主要根据相应临床症状和特点及功能检查进行诊断，多为排他性诊断。DSPN 的诊断流程见图 19。

40. 糖尿病神经病变的临床表现

50% 的糖尿病周围神经病变患者无临床症状，常见症状包括麻木、疼痛、蚁走感等，临床表现多样。周围神经一方面负责人体的各种感觉、运动；另一方面还支配着人体的内脏活动，如心脏、胃肠、膀胱等。因此，一旦周围神经受损，受到影响的功能

图19　DSPN 的诊断流程

很多，症状多种多样。

（1）肢体麻木

糖尿病周围神经病变在体征方面有：跟腱反射、膝腱反射减弱或消失；振动觉减弱或消失；位置觉减弱或消失，尤以深感觉减退为著。

双足麻木是糖尿病的并发症之一，是 DSPN 的早期典型症状，特点：从远端开始；对称性；逐渐向上发展；有袜套样感觉、踩棉花感、蚁走感等。由于感觉麻木，患者对温度、疼痛不敏感，有时会因此发生烫伤、割伤、硌破后不自知的情况，发展下去就会出现糖尿病足等严重问题。

（2）腹胀、便秘、腹泻

糖尿病引起的自主神经病变是周围神经病的一类，多发生于病史在 15 年以上的糖尿病患者，最常见的症状是便秘、腹泻、腹胀，严重的会出现肠梗阻。

（3）疼痛

糖尿病周围神经病变引起的疼痛在糖尿病患者中很常见，发生率为 10%~20%。周围神经病引发的疼痛是典型的神经痛，其特点是自发性和诱发性，除了电击样疼痛，还有针刺、火烤、撕裂样疼痛，往往轻微的触碰就会诱发且夜间加重，严重影响患者的生活质量。

（4）异常多汗

多汗源于交感神经损害，是周围神经病变的一种。有的糖尿病患者一吃饭就出汗，这是由于味蕾受到刺激后引发的交感神经失控。还有的糖尿病患者睡醒时会出一身汗，也是交感神经失控的表现。

（5）心血管系统

当神经病变累及心血管系统时，可能出现静息性心动过速、血压调节异常、体位性心动过速、体位性低血压、运动耐量降低等。

（6）消化及泌尿生殖系统

当神经病变累及消化系统时，可能出现胃轻瘫（食欲不振、恶心、餐后呕吐等）和食管功能障碍，以及糖尿病性腹泻等。累及泌尿生殖系统时可表现为尿频、尿急、夜尿多、排尿困难、性功能障碍等。

41. 糖尿病神经病变的治疗

（1）针对糖尿病本身的治疗

控制血糖，改善代谢，修复受损神经。糖尿病周围神经病变的治疗主要包括以下几点。

①血糖控制：积极严格地控制高血糖并减少血糖波动是预防和治疗糖尿病神经病变的最重要措施。

②神经修复：常用药物有甲钴胺、神经生长因子等。

③改善微循环：周围神经血流减少是导致糖尿病神经病变发生的一个重要因素，通过扩张血管、改善血液高凝状态和微循环、提高神经细胞的血氧供应，可有效改善糖尿病神经病变的临床症状。常用药物为前列腺素 E_1、贝前列素钠、西洛他唑、己酮可可碱、胰激肽原酶、钙拮抗剂和活血化瘀类中药等。

④其他：神经营养因子、肌醇、神经节苷脂和亚麻酸等药物。

（2）针对神经病变的发病机制治疗

①抗氧化应激：通过抑制脂质过氧化，增加神经营养血管的血流量，保护血管内皮功能。常用药物为α-硫辛酸。

②醛糖还原酶抑制剂：醛糖还原酶抑制剂通过作用于醛糖还原酶而抑制多元醇通路。常用药物为依帕司他。

（3）对症治疗

①抗惊厥药：包括普瑞巴林、加巴喷丁、丙戊酸钠和卡马西

平等。普瑞巴林（或加巴喷丁）可以作为初始治疗药物，改善症状。

②抗抑郁药物：包括度洛西汀、文拉法辛、阿米替林、丙米嗪和西肽普兰等。度洛西汀还可以作为疼痛的初始治疗药物。

③其他：阿片类药物（曲马多和羟考酮）和辣椒素等。由于具有成瘾性和发生其他并发症的风险较高，阿片类药物不推荐作为治疗痛性神经病变的一、二线药物。

（4）针对自主神经病变的治疗

①体位性低血压：除了非药物治疗外，也可用米多君和屈昔多巴治疗。此外，患者仰卧位血压较高时，可考虑在就寝时使用短效降压药（如卡托普利、可乐定等）。

②胃轻瘫：低纤维、低脂肪膳食，避免使用减弱胃肠动力的药物，可考虑短期使用胃动力药（如甲氧氯普胺等）。

③勃起功能障碍：主要治疗药物为 5 型磷酸二酯酶抑制剂。经尿道前列腺素海绵体内注射、真空装置和阴茎假体可以改善患者的生活质量。

42. 糖尿病神经病变的预防

预防和早期诊断是防止糖尿病神经病变造成严重后果的基本措施。

（1）严格控制血糖

戒烟，积极控制血脂、高血压。

（2）加强足部护理

选择透气性良好质软的合脚的鞋袜，经常检查并取出鞋内异物。患者应每日洗脚，水温不宜过高。秋冬季节足部易干裂，可用中性润肤霜均匀涂擦。

（3）定期进行筛查及病情评价

①在诊断糖尿病后应至少每年进行一次糖尿病周围神经病变相关检查。

②对于糖尿病病程较长，或合并有眼底病变、肾病等微血管并发症的患者，应每3~6个月复查一次；一旦诊断为糖尿病多发性末梢神经病，应特别保护丧失感觉的双足，以减少皮肤损伤和截肢的风险。

糖尿病下肢动脉病变

糖尿病下肢动脉病变（lower-extremity arterial disease，LEAD）是2型糖尿病常见的慢性并发症之一。LEAD 有其独特的特点，病变广泛，不仅有大动脉、中动脉，更多涉及膝下中、小动脉，主要表现为血管中膜钙化、节段性狭窄或闭塞，是导致糖尿病患者足溃疡发生、致残及致死的主要原因之一。LEAD 以膝关节以下动脉血管的狭窄或闭塞为主。

43. 糖尿病下肢动脉病变的诊断

诊断依据：①符合糖尿病诊断；②有下肢动脉狭窄或闭塞的临床表现；③如果患者静息 ABI≤0.90，无论患者有无下肢不适的症状，均应该诊断为 LEAD；④运动时出现下肢不适且静息 ABI≥0.90 的患者，若踏车平板试验后 ABI 下降15%~20% 或影像学提示血管存在狭窄，应该诊断为 LEAD；⑤患者超声多普勒、CTA、MRA 和 DSA 检查下肢动脉有狭窄或闭塞病变；⑥如果患者静息

ABI＜0.40或踝动脉压＜50 mmHg或趾动脉压＜30 mmHg，应该诊断为严重肢体缺血。LEAD一旦诊断，临床上应该进行Fontaine's分期（表9）。

表9 下肢动脉粥样硬化性病变的Fontaine's分期

分期	临床评估
I	无症状
IIa	轻度间歇性跛行
IIb	中到重度间歇性跛行
III	缺血性静息痛
IV	缺血性溃疡或坏疽

糖尿病患者LEAD的筛查流程见图20。

注：ABI为踝肱指数。

图20 糖尿病患者LEAD的筛查流程

44. 糖尿病下肢动脉病变的临床表现

早期无明显症状，随着病变进展，患者可有下肢间歇性跛行症状，进一步进展为静息痛，趾端出现坏疽。下肢可表现为皮肤营养不良，肌肉萎缩，皮肤干燥、弹性差，皮温下降，色素沉着，肢端动脉搏动减弱或消失。

45. 糖尿病下肢动脉病变的治疗与预防

糖尿病下肢动脉病变的治疗目的包括：预防全身动脉粥样硬化疾病的进展、预防心血管事件发生、预防缺血导致的溃疡和肢端坏疽、预防截肢或降低截肢平面、改善间歇性跛行患者的下肢功能状态。因此，糖尿病下肢动脉病变的规范化管理包括三级预防，即一级预防（防止或延缓 LEAD 的发生）；二级预防（缓解症状，延缓 LEAD 的进展）；三级预防（血运重建，减少截肢和心血管事件发生）。糖尿病下肢动脉病变三级预防的基础包括纠正不良生活方式，如戒烟、控制体重和严格控制血糖、血压、血脂。治疗应在评估危险因素、血管病变的严重程度后进行综合干预，仍不能改善症状和溃疡愈合时给予血管重建。

（1）评估与筛查

对于 50 岁以上的糖尿病患者，不管伴或不伴 LEAD 发病危险因素均应常规进行 LEAD 的筛查以进行全面评估。当糖尿病伴有 LEAD 发病危险因素（如高龄、合并心脑血管病变、血脂异常、高血压、吸烟）时，应该每年至少筛查 1 次。对于有足溃疡、坏疽的糖尿病患者，不论其年龄，均应进行全面的动脉病变检查及评估。

（2）加强糖尿病患者教育

加强患者教育可以预防 LEAD 发生；对于 LEAD 患者，可以改善患者的下肢运动功能及身体状况；此外，心理干预可以改善 LEAD 患者的步行行为，增加无痛性行走距离，提高患者的生活质量。

（3）改善生活方式

生活方式的改善在预防和延缓糖尿病并发症方面有着重要的作用。吸烟是 LEAD 的重要危险因素，长期吸烟与肢体相关事件及心血管不良事件有密切联系，发展为严重肢体缺血及截肢的风险明显增加。建议所有吸烟的 LEAD 患者应得到积极的戒烟辅导，并提供规范的戒烟计划，以达到完全戒烟的目标。

步行锻炼是 LEAD 有效的治疗方法之一，可以增加步行距离，改善生活质量。有计划的辅导性锻炼是治疗间歇性跛行的基础，最有效的运动为平板运动或走步，达到引发间歇性跛行后休息，每次 30~45 分钟，每周至少 3 次，连续 3 个月。

（4）药物

积极控制血糖、血压、血脂；进行抗血小板及抗凝治疗；使用扩血管药物（目前临床常用的血管扩张药包括西洛他唑、脂微球前列地尔注射液、贝前列素钠、盐酸沙格雷酯、萘呋胺、丁咯地尔和己酮可可碱等）。

（5）严重肢体缺血的治疗

严重肢体缺血的患者往往表现为静息痛、坏疽、溃疡不愈合，且具有极高的截肢和心血管死亡风险，血管病变主要是股腘动脉闭塞。根据缺血持续时间分为急性（＜2 周）和慢性（＞2 周），以慢性更为常见。

临床治疗目标包括降低心血管事件发生及死亡率、缓解肢体疼痛、促进溃疡愈合、保肢及改善生活质量。

（6）治疗措施

及时的外科血液重建手术是治疗严重肢体缺血的主要治疗手段，是改善症状和保肢的有力措施之一。必要时为保障患者的生命应进行截肢手术。

止痛治疗：给药方案遵循一般止痛治疗的阶梯治疗原则，从对乙酰氨基酚等非甾体抗炎药开始，如无效可尝试阿片类止痛药。药物难以缓解时可采用腰交感神经阻断术或者应用脊髓刺激术治疗，对于下肢缺血痛效果较好。

综合性治疗：包括使用阿司匹林、他汀类药物及戒烟和控制血压、血糖，可减少肢体相关症状和事件发生。

高压氧治疗：通过高压氧增加组织供氧，减轻疼痛，增加溃疡愈合率。

干细胞治疗：国内外已有一些研究报道了缺血的患者进行自体干细胞移植，并取得了初步的疗效。

总之，内科治疗方法仅仅是针对轻至中度的下肢动脉缺血性病变患者，用于延缓其病变的发展，改善临床症状和生活质量，是 LEAD 治疗的基础。对于缺血严重而内科常规治疗无效者，需行经皮血管介入或外科旁路手术进行血管重建治疗。

糖尿病足

糖尿病足是糖尿病严重和治疗费用高的慢性并发症之一，甚至可以导致患者截肢和死亡。

46. 糖尿病足的诊断及分级

糖尿病足是指初诊糖尿病或已有糖尿病病史的患者，足部出现感染、溃疡或组织的破坏，通常伴有下肢神经病变和（或）周围动脉病变（peripheral arterial disease，PAD）。因此，所有糖尿病慢性并发症中，糖尿病足是相对容易识别、预防比较有效的并发症。糖尿病足一旦诊断，临床上应该进行分级评估，目前临床上广为接受的分级方法主要是 Wagner 分级（表10）和 Texas 分级（表11）。Wagner 分级方法是目前临床及科研中应用最为广泛的分级方法。Texas 分级方法相对于 Wagner 分级方法在评价创面的严重性和预测肢体预后方面更好。

表 10　不同糖尿病足的 Wagner 分级的临床表现

Wagner 分级	临床表现
0 级	有发生足部溃疡的危险因素，但目前无溃疡
1 级	足部表浅溃疡，无感染征象，突出表现为神经性溃疡
2 级	较深溃疡，常合并软组织感染，无骨髓炎或深部脓肿
3 级	深部溃疡，有脓肿或骨髓炎
4 级	局限性坏疽（趾、足跟或前足背），其特征为缺血性坏疽，通常合并神经病变
5 级	全足坏疽

表 11　不同糖尿病足的 Texas 分级的临床特征

Texas 分级及分期	临床特征
分级	
0 级	足部溃疡史
1 级	表浅溃疡
2 级	溃疡累及肌腱
3 级	溃疡累及骨和关节
分期	
A 期	无感染和缺血
B 期	合并感染
C 期	合并缺血
D 期	感染和缺血并存

47. 糖尿病足的临床表现

糖尿病足的临床表现多样。

（1）神经病变表现

患肢皮肤干而无汗，肢端刺痛、灼痛、麻木、感觉减退或缺失，呈袜套样改变，行走时有脚踩棉絮感。

（2）下肢缺血表现

皮肤营养不良，肌肉萎缩，皮肤干燥、弹性差，皮温下降，色素沉着，肢端动脉搏动减弱或消失，患者可合并有下肢间歇性跛行症状。随着病变进展，可出现静息痛，趾端出现坏疽，足跟或跖趾关节受压部位出现溃疡，部分患者可发生肢体感染。

48. 糖尿病足的治疗与预防

（1）治疗

①全身治疗：积极控制血糖、血压、血脂，进行抗凝治疗，加强全身营养，关注心脏、肾脏方面的情况，必要时全身应用抗生素，辅以中医药治疗。（具体参考 LEAD 的治疗）

②局部伤口的处理：局部伤口的彻底清创有利于溃疡愈合；足溃疡创面高压氧治疗有助于改善创面的炎症和微循环状况。

③多学科合作：非糖尿病足专业的医务人员，应掌握在何种情况下糖尿病足患者需要及时转诊或会诊。一旦出现内科解决不了的情况，应该及时转诊至糖尿病足专科或请血管外科、骨科、创面外科等相关专科会诊，进行多学科合作，才能更好地治疗糖尿病足，降低死亡率，改善患者的生活质量。

（2）预防

糖尿病足强调"预防重于治疗"。糖尿病足治疗困难，但预防则比较有效。应对所有糖尿病患者每年进行全面的足部检查，详细询问以前大血管及微血管病变的病史，评估目前神经病变的症状（疼痛、烧灼、麻木感、感觉异常）和下肢血管疾病（下肢疲劳、跛行）以确定溃疡和截肢的危险因素。

检查应包括皮肤视诊（有无畸形、胼胝、溃疡、皮肤颜色变化）、神经评估（10 g 尼龙丝试验、针刺或振动觉试验、踝反射）、血管评估（下肢和足部血管搏动）。

预防糖尿病足的关键点在于：定期检查患者是否存在糖尿病足的危险因素；识别出这些危险因素；教育患者及其家属和有关医务人员进行足的保护；穿着合适的鞋袜；去除和纠正容易引起溃疡的因素。

参考文献

1. 张颖，曾朝阳，刘玲丽. 糖尿病酮症酸中毒 52 例误诊疾病及原因分析. 临床误诊误治，2012，25(1)：34 – 36.

2. 李寒月，于宏君，常诚，等. 影响糖尿病酮症酸中毒患者预后相关因素研究. 中国医药导刊，2015，17(5)：439 – 440.

3. 王吉耀，刘天舒，陈宗禹. 内科学. 北京：人民卫生出版社，2010.

4. 中华医学会糖尿病分会. 中国高血糖危象诊断与治疗指南. 中华糖尿病杂志，2013，5(8)：449 – 461.

5. 陈敏章，邵丙杨. 中华内科学. 北京：人民卫生出版社，2000.

6. 廖二元. 内分泌代谢病学. 3 版. 北京：人民卫生出版社，2012.

7. 陈灏珠，林果为. 实用内科学. 13 版. 北京：人民卫生出版社，2009.

8. 中华医学会糖尿病学分会. 中国 2 型糖尿病防治指南(2013 年版). 中华内分泌代谢杂志，2014，30(10)：26 – 89.

9. 胡绍文，郭瑞林. 实用糖尿病学. 北京：人民军医出版社，1998.

10. 中华医学会内分泌学分会. 中国糖尿病患者低血糖管理的专家共识. 中华内分泌代谢杂志，2012，28(8)：614 – 618.

11. 郑晓华，晏伍兵，王亚东. 老年糖尿病患者并发低血糖 59 例临床分析. 中华保健医学杂志，2015，17(6)：502 – 504.

12. KIM J H, OH M J. Acute pancreatitis complicated with diabetic ketoacidosis in a young adult without hypertriglyceridemia：a case report. Korean J Gastroenterol，2016，68

中国医学临床百家

（5）：274 – 278.

13. NWOSU B U, ADHAMI S, ROGOL A D. Stroke in a child with Adams-Oliver syndrome and mixed diabetic ketoacidosis and hyperglycemic hyperosmolar syndrome. J Pediatr Endocrinol Metab, 2012, 25(3 – 4)：357 – 361.

14. SKAPARE E, KONRADE, LIEPINSH E, et al. Association of reduced glyoxalase 1 activity and painful peripheral diabetic neuropathy in type 1 and 2 diabetes mellitus patients. J Diabetes Complications, 2013, 27(3)：262 – 267.

15. YANG C W, LU C, WU C C, et al. Coexistence of neuroleptic malignant syndrome and a hyperosmolar hyperglycemic state. Am J Emerg Med, 2012, 30(5)：833.

16. XU Y, WANG L, HE J, et al. Prevalence and control of diabetes in Chinese adults. JAMA, 2013, 310(9)：948 – 959.

17. FUNNELL M M, BROWN T L, CHILDS B P, et al. National standards for diabetes self-management education. Diabetes Care, 2012, 35(Suppl 1)：S101 – S108.

18. KADOYAMA K, SAKAEDA T, TAMON A, et al. Adverse event profile of tigecycline：data mining of the public version of the U. S. Food and Drug Administration adverse event reporting system. Biol Pharm Bull, 2012, 35(6)：967 – 970.

19. HOLMAN R R, PAUL S K, BETHEL M A, et al. 10-year follow-up of intensive glucose control in type 2 diabetes. N Engl J Med, 2008, 359(15)：1577 – 1589.

20. KOIVIKKO M L, KARSIKAS M, SALMELA P I, et al. Effects of controlled hypoglycaemia on cardiac repolarisation in patients with type 1 diabetes. Diabetologia, 2008, 51(3)：426 – 435.

21. LI Y, TENG D, SHI X, et al. Prevalence of diabetes recorded in mainland China using 2018 diagnostic criteria from the American Diabetes Association：national cross sectional study. BMJ, 2020, 369：m997.

22. WENG J, ZHOU Z, GUO L, et al. Incidence of type 1 diabetes in China, 2010-13：population based study. BMJ, 2018, 360：j5295.

23. TANG X, YAN X, ZHOU H, et al. Prevalence and identification of type 1 diabetes in Chinese adults with newly diagnosed diabetes. Diabetes Metab Syndr Obes, 2019, 12：1527 – 1541.

24. American Diabetes Association. Improving care and promoting health in populations：standards of medical care in diabetes-2020. Diabetes Care，2020，43（Suppl 1）：S7 – S13.

25. FLAXEL C J，ADELMAN R A，BAILEY S T，et al. Diabetic Retinopathy Preferred Practice Pattern. Ophthalmology，2020，127（1）：66 – 145.

26. 中华医学会糖尿病学分会. 中国 2 型糖尿病防治指南（2020 年版）. 中华糖尿病杂志，2021，13（4）：315 – 409.

27. 中华医学会糖尿病学会微血管并发症学组. 中国糖尿病肾脏病防治指南（2021 年版）. 中华糖尿病杂志，2021，13（8）：762 – 784.

28. 万学红，卢雪峰. 诊断学. 8 版. 北京：人民卫生出版社，2013.

29. 中华医学会糖尿病学分会. 中国糖尿病足防治指南（2019 版）. 中华糖尿病杂志，2019，11（2）：92 – 107.

出版者后记
Postscript

　　科学技术文献出版社自 1973 年成立即开始出版医学图书，40 余年来，医学图书的内容和出版形式都发生了很大变化，这些无一不与医学的发展和进步相关。《中国医学临床百家》从 2016 年策划至今，感谢 600 余位权威专家对每本书、每个细节的精雕细琢，现已出版作品近百种。2018 年，丛书全面展开学科总主编制，由各个学科权威专家指导本学科相关出版工作，我们以饱满的热情迎来了《中国医学临床百家》丛书各个分卷的诞生，也期待着《中国医学临床百家》丛书的出版工作更加科学与规范。

　　近几年，中国的临床医学有了很大的发展，在国际医学领域也开始崭露头角。以北京天坛医院牵头的 CHANCE 研究成果改写美国脑血管病二级预防指南为标志，中国一批临床专家的科研成果正在走向世界。但是，这些权威临床专家的科研成果多数首先发表在国外期刊上，之后才在国内期刊、会议中展现。如果出版专著，又为多人合著，专家个人的观点和成果精华被稀释。为改变这种零落的展现方式，作为科技部主管的唯一一家出版机构，我们有责任为中国的临床医生提供一个系统展示临床研究成果的舞台。为此，我们策划出版了这套高端医学专著——《中国医学临床百家》丛书。

"百家"既指临床各学科的权威专家，也取百家争鸣之义。

丛书中每一本书阐述一种疾病的最新研究成果及专家观点，按年度持续出版，强调医学知识的权威性和时效性，以期细致、连续、全面展示我国临床医学的发展历程。与其他医学专著相比，本丛书具有出版周期短、持续性强、主题突出、内容精练、阅读体验佳等特点。在图书出版的同时，同步通过万方数据库等互联网平台进入全国的医院，让各级临床医师和医学科研人员通过数据库检索到专家观点，并能迅速在临床实践中得以应用。

在与作者沟通过程中，他们对丛书出版的高度认可给了我们坚定的信心。北京协和医院邱贵兴院士说"这个项目是出版界的创新……项目持续开展下去，对促进中国临床学科的发展能起到很大作用"。北京大学第一医院霍勇教授认为"百家丛书很有意义"。我们感谢这么多临床专家积极参与本丛书的写作，他们在深夜里的奋笔，感动着我们，鼓舞着我们，这是对本丛书的巨大支持，也是对我们出版工作的肯定，我们由衷地感谢作者的支持与付出！

在传统媒体与新兴媒体相融合的今天，打造好这套在互联网时代出版与传播的高端医学专著，为临床科研成果的快速转化服务，为中国临床医学的创新及临床医师诊疗水平的提升服务，我们一直在努力！

科学技术文献出版社